AF546719

Almut Schmale-Riedel

Der unbewusste Lebensplan

Almut Schmale-Riedel

Der unbewusste Lebensplan

Das Skript in der Transaktionsanalyse
Typische Muster und therapeutische Strategien

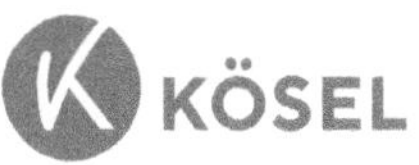

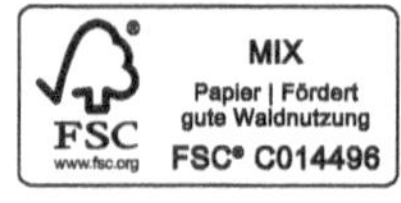

Penguin Random House Verlagsgruppe FSC® N001967

5. Auflage 2024

Neumarkter Str. 28, 81673 München
Umschlag: Weiss Werkstatt München
Satz: Greiner & Reichel, Köln
Druck und Bindung: GGP Media GmbH, Pößneck
Printed in Germany
ISBN 978-3-466-34624-0
www.koesel.de

Für meine Kinder

Inhalt

Einleitung

Wer bin ich, wie lebe ich und wie sehr habe ich mein Schicksal selbst in der Hand? Ist schon alles in einem Lebensplan vorgegeben? Hat jeder so etwas? Wie entsteht er und warum ist er »unbewusst«? Kann er mich beeinflussen und steuern, ohne dass ich es merke? Kann ich ihn entschlüsseln und verändern, wenn er mir nicht behagt oder mir sogar schadet? Das sind Fragen, die viele Menschen beschäftigen.

Seit über 35 Jahren begegnen mir bei meiner Arbeit in Beratung, Psychotherapie und Supervision Menschen, die auf der Suche nach ihrem eigenen Weg sind. Sie möchten ihre Ängste und Begrenzungen überwinden, leidvolle Beziehungen verändern und endlich sie selbst werden. Sie alle sind bereit, ihren »unbewussten Lebensplan« aufzudecken, um sich selbst besser zu verstehen und ihr gegenwärtiges Leben befriedigender und selbstbestimmter zu gestalten. Meinen Erfahrungsschatz aus dieser therapeutischen Arbeit möchte ich mit diesem Buch gerne weitergeben – in erster Linie an Kollegen aus helfenden Berufen, aber auch an jeden anderen Menschen, der an persönlicher Weiterentwicklung interessiert ist. Ein wesentliches Anliegen ist mir, mit den ausführlichen Zusammenstellungen der typischsten Lebensplan-Muster deren Dynamik und Wirkungsweise nachvollziehbar zu machen und so Selbsterkenntnisse zu ermöglichen und Veränderungsmöglichkeiten aufzuzeigen.

Der unbewusste Lebensplan – oder wie er auch heißt: das Lebensskript – ist nicht nur für mich ein besonderer Teil der Transaktionsanalyse. Die Transaktionsanalyse (meist abgekürzt nur TA genannt) ist eine Theorie und Methode innerhalb der Humanistischen Psychologie, die in den 1950er- bis 70er-Jahren von dem US-amerikanischen Arzt und Psychiater Eric Berne entwickelt wurde.

Transaktionsanalyse hat das Ziel, Menschen darin zu unterstützen, ein geglücktes, möglichst selbstgestaltetes und erfolgreiches Leben zu führen. Es geht also generell um Persönlichkeitsentwicklung oder, transaktionsanalytisch ausgedrückt: »Autonomie«. Mit Autonomie ist nicht einfach Unabhängigkeit gemeint. Es geht vielmehr um ein selbstbestimmtes und selbstverantwortetes Leben in zwischenmenschlicher Bezogenheit.

Berne steht damit ganz in der Tradition der Humanistischen Psychologie: Er versteht Autonomie ähnlich wie Carl Rogers, der Begründer der Personenzentrierten Gesprächstherapie, wenn dieser von »Selbstverwirklichung« oder »Selbstaktualisierung« spricht, oder wie Ruth Cohn (die die Themenzentrierte Interaktion entwickelte) von »Authentizität«. War es Fritz Perls, dem Begründer der Gestalttherapie, noch sehr wichtig, Autonomie zu definieren als unabhängig sein von den Erwartungen der anderen, wie er in seinem »Gestaltgebet«[1] formulierte, so betonte Ruth Cohn in ihrer Erweiterung des Gestaltgebetes das Sich-Kümmern umeinander und um die gemeinsame Welt, die unser aller Lebensgrundlage ist. Zur Autonomie gehören also bewusst und freiwillig eingegangene Abhängigkeiten in zwischenmenschlichen Beziehungen, die unser Leben miteinander erst menschlich, zugewandt und erfüllend gestalten.

Dazu passen auch die drei wesentlichen Kompetenzen Bewusstheit, Spontaneität und Intimität, die nach Berne zur Autonomie gehören.

Bewusstheit bedeutet, dass wir uns selbst kennen bzw. immer besser kennenlernen – unseren Lebensweg, unsere bisherige Entwicklung, unser Lebensskript und unser gegenwärtiges Sein. Bewusstheit bedeutet auch, dass wir mit offenen Augen und Ohren durch die Welt gehen und uns vor ihr und den Menschen nicht verschließen. Die Achtsamkeitspraxis aus der buddhistischen Psychologie, die ja bei uns gerade boomt, ist im gleichen Zusammenhang zu sehen. Sie ist ein guter Weg, die eigene Bewusstheit zu entwickeln.

Spontaneität meint in diesem Zusammenhang nicht einfach etwas Kreatives, chaotisch Ungeplantes, sondern die Fähigkeit, jeweils ganz im Hier und Jetzt auf das Momentane reagieren bzw. agieren zu können, ohne auf die vorgefertigten, skriptbedingten Verhaltens- und Erlebensmuster zurückzugreifen. Es bedeutet, sich neugierig und offen auf Neues und Gegenwärtiges einzustellen, neue Erfahrungen und Überraschungen zulassen zu können, ja auch bereit zu sein für kleine ungeplante Wunder. Das beinhaltet natürlich auch Vertrauen in sich, andere und die Welt – auch in dem Wissen, dass nicht immer alles gut ist und gut ausgeht.

Intimität im Sinne von echter, persönlicher Begegnung kann genau dann möglich werden, wenn wir bereit sind, uns im Kontakt mit der Welt und anderen einzulassen. Wir können in Beziehungen, in Familie, Freundschaft und Arbeitsleben im Austausch mit anderen uns selbst erleben, Neues über uns und die anderen erfahren. Wir können Nähe gestalten und uns anvertrauen. Wir können uns authentisch zeigen, ja uns auch anderen zumuten. Wir müssen nicht pokern oder schauspielern, um Zuwendung zu bekommen. Und wir können uns auf Liebe einlassen, Liebe schenken und uns auch lieben lassen.

Im Sich-Einlassen auf andere Menschen und die Welt entsteht auch **Verantwortlichkeit**. Diese vierte Komponente ist wesentlich, denn Autonomie bedeutet nicht Selbstbezogenheit und Egoismus. Zu Autonomie gehören nach Leonhard Schlegel[2], einem der führenden Schweizer Transaktionsanalytiker, sinngemäß die Fähigkeit, Verantwortung für seine Gefühle und Entscheidungen zu übernehmen, die Realität so zu sehen, wie sie ist, sich anstehenden Problemen zu stellen und ihre Lösung anzupacken, aus allen gemachten Erfahrungen, auch aus den unangenehmen oder schmerzlichen, zu lernen, um sich zu entwickeln (und nicht zu verdrängen), aufrichtig mit sich und seinen Mitmenschen umzugehen und sich für soziale und Umweltdinge zu interessieren und zu engagieren.[3] Diese erstrebenswerten Fähigkeiten und Ziele werden in fast allen Psychologie- bzw. Psychotherapierichtungen betont. Was aber macht es so schwer, sie zu erreichen? Warum scheitern so viele, die sich auf die Suche nach diesem Weg machen? Oder was hindert sie daran, diesen Weg erfolgreich zu gehen?

Beim Betrachten mancher Lebensläufe drängt sich einem die Frage auf, ob es nur Zufall oder Schicksal ist oder ein geheimer Plan, eine unbekannte Kraft, die da wirkt und einen Menschen immer wieder in bestimmte Situationen oder Konflikte bringt. Wie viele Menschen nehmen sich vor, nach einer schlechten Erfahrung, einem Ausraster oder einer Enttäuschung in Zukunft besser aufzupassen, es anders zu machen, sich klüger zu verhalten, und dann passiert es doch wieder: Sie erfahren die gleiche Enttäuschung, werden wieder verlassen, übersehen, missachtet, gedemütigt oder verletzen andere. Und dabei hatten sie vorher schon so ein merkwürdiges Gefühl, als hätten sie geahnt, dass eine Veränderung – trotz aller Hoffnung und Sehnsucht – wieder nicht glücken würde.

Viele psychologische Theorien haben versucht, Erklärungen für diese meist unbewussten Wirkkräfte zu finden, um zu beschreiben, was uns Menschen bewegt und antreibt. Ein besonders anschauliches und hilfreiches Erklärungsmodell dafür findet sich in der Transaktionsanalyse: das Konzept des Lebensskripts. Dieses faszinierende Konzept hat viele Bezüge zu wesentlichen Erkenntnissen der Tiefenpsychologie, der Individualpsychologie, der verschiedenen kognitiven Verhaltenstherapien sowie der systemischen und der hypnotherapeutischen Arbeit.

Das Lebensskript ist ein Erklärungsmodell, das beschreibt, wie Menschen sich bereits als Kind einen Entwurf von ihrem Leben machen und davon, wie sie selbst und die anderen Menschen sind und wie ihr Leben zukünftig verlaufen wird. Da Kinder in dieser Entwicklungsphase nicht über volles Realitätsbewusstsein verfügen, ist dieser Entwurf zwar kreativ und kindlich logisch, aber oft auch unrealistisch, unlogisch und begrenzend. Um diese Begrenzungen der eigenen Entwicklung aufzuheben, ist das Erkennen und Verstehen des eigenen Lebensskripts so wichtig.

»Unser Leben verläuft nach einem selbst geschaffenen Denkmodell, in dem sich die Summe unserer gemachten oder angelernten Erfahrung manifestiert. Jeder Vorgang um uns her wird nach den Gesichtspunkten dieses Denkmodells verglichen und analysiert. Erst wenn Sie begreifen, dass die Art, wie Sie die Welt und Ihre Existenz beurteilen, voreingenommen und vollkommen falsch ist, werden Sie aufnahmefähig für die große Weisheit des Lebens im Fluss des Tao«, so schreibt Theo Fischer in seinem Buch *Wu wei. Die Lebenskunst des Tao*[4].

Die Stärke der Transaktionsanalyse sind ihre praxistauglichen Konzepte. Durch ihre anschauliche Sprache sprechen sie sowohl die kognitive Ebene wie auch die Gefühlsebene an. Die Konzepte tragen durch ihre auch für Laien verständliche Sprache zu einer partnerschaftlichen Beziehung in Beratung und Therapie bei. Therapeut und Klient können sich anhand der Konzepte gut miteinander verständigen, um intra- und interpersonelle Fragen zu klären. Psychotherapieklienten können so mehr Verständnis für sich und ihre »Störung« erlangen als durch psychopathologische Diagnose-Begriffe. Trotz ihrer Einfachheit haben die Konzepte Tiefe und ermöglichen ein differenziertes Erkennen und Verstehen innerpsychischer Vorgänge und zwischenmenschlichen Beziehungsgeschehens.

Verständnis für sich selbst durch Reflexion mit TA-Konzepten fördert nicht nur die Selbstannahme, sondern erhöht auch unsere Selbstwirksamkeit: das Gefühl, dass wir nicht nur erfassen können, was um uns herum und mit uns passiert, sondern dass wir auch handeln, eingreifen und mitwirken können. Es geht ja darum, wie wir unser Leben jetzt gut gestalten können, also um die Frage, wie Gesundheit, hier vor allem die psychische, entsteht und gefördert werden kann. Das ist auch die Perspektive der Salutogenese. Deren Begründer Aaron Antonovsky[5] beschreibt drei wesentliche gesund machende bzw. gesund erhaltende Faktoren: die Verstehbarkeit, die Handhabbarkeit und die Bedeutsamkeit. Wenn wir uns, unser Geworden-Sein und unsere aktuelle Lebenssituation verstehen und handhaben können und wir sie auch noch in einen sinngebenden Bedeutungszusammenhang bringen können, so fördert das unsere seelische Gesundheit. Wir erleben uns als stimmig. Antonovsky bezeichnet dies als Kohärenzgefühl. Der Salutogenese-Spezialist Theodor Dierk Petzold[6] nennt es »Stimmigkeit«. Mit sich stimmig sein und werden, die Integration der eigenen lebensgeschichtlichen Erfahrungen, um heute in Autonomie und Selbstbewusstheit sein Leben zu gestalten – das entspricht dem Ziel der Transaktionsanalyse.

Im Folgenden stelle ich zunächst kurz das Persönlichkeitsmodell der Transaktionsanalyse vor, um mich dann dem Konzept vom Lebensskript zuzuwenden. Es geht mir dabei weniger um die Fokussierung auf psychische Störungen, sondern darum, menschliche Problematiken und die dazugehörigen Erlebens- und Verhaltensmuster mithilfe dieses Konzepts sinnstiftend zu verstehen. Zu begreifen, warum man bestimmten Mustern immer wieder folgt, obwohl diese einem nicht guttun, kann sehr befreiend sein. Wenn man erkennt, dass gerade diese Muster früher einmal einen kreativen Anpassungs- und Überlebensschritt bedeutet haben, hört man auf, sich selbst abzuwerten. Man kann Mitgefühl für sich entwickeln, ohne dabei in Passivität zu verfallen. Erst durch Selbstannahme und Akzeptanz des eigenen Geworden-Seins ist es den meisten Menschen möglich, sich von innen heraus neu zu orientieren und sich zu verändern. Eine Befreiung, Erleichterung und Zugewandtheit zu sich und zum jetzigen und künftigen Leben ist dann möglich. Im Weiteren finden Sie eine Zusammenstellung besonders häufiger und typischer Lebensskriptmuster mit Beispielen, wie sie entstehen, entdeckt und verändert werden können.

Nach jedem dieser Muster gibt es eine Reihe von Reflexionsfragen. Sie sind als Leserinnen und Leser eingeladen, sich Zeit zu nehmen und sich mit diesen Fragen auseinanderzusetzen. Sie können die Fragen auch für die Arbeit mit Klienten nutzen, um bei diesen Nachdenken über sich und eigene Muster anzustoßen.

Ich wünsche Ihnen dabei gute Einsichten, manches Aha-Erlebnis, vielleicht auch manches Berührt-Sein oder Schmunzeln.

Die Fallbeispiele entstammen alle authentischen Lebensgeschichten; zum persönlichen Schutz sind Namen und manche Daten geändert, ohne jedoch das Wesentliche der Lebensskriptzusammenhänge zu verfälschen. Mein herzlicher Dank geht an alle Klienten, die mir erlaubt haben, Teile ihrer Lebensgeschichte hier aufzunehmen. Es sind typische, häufig vorkommende Lebensmuster, sodass sich die Leser und die Leserinnen darin leicht wiederfinden können, auch wenn es sich nicht um ihre eigenen Lebensgeschichten handelt. Zufällige Ähnlichkeiten mit eigenen Lebensskriptmustern sind also beabsichtigt.

Im Text wird aus Gründen der besseren Lesbarkeit meist die männliche Form verwendet. Die weibliche Form ist jeweils mitzudenken.

Teil I

Das Konzept des Lebensskripts

Eric Berne und die Transaktionsanalyse

Der US-amerikanische Psychiater und Psychotherapeut Eric Berne entwickelte, ursprünglich von der Psychoanalyse herkommend, in den 1950er- und 60er-Jahren sein Konzept der Transaktionsanalyse. Er versuchte auf der Basis eines tiefenpsychologischen Verständnisses einerseits die intrapsychische Problematik der Patienten zu erklären und andererseits zu beschreiben, wie diese interpersonell in Beziehungen eingebunden ist, sich also in Beziehungen zeigt – eben in den Transaktionen. Darüber hinaus zeigte er auf, wie sich Problematiken in zwischenmenschlichen Beziehungen verstärken und wie sie gelöst werden können. Er entwickelte eine Reihe verschiedener therapeutischer Maßnahmen, um sinnvolle Verhaltensänderungen anzuregen, die auch fürs Alltagsgeschehen hilfreiche Ideen liefern.

Mit seinen griffigen Konzepten – die Berne auch seinen Patienten erklärte – gab er den Menschen Werkzeuge in die Hand, um sich sowohl besser zu verstehen als auch mehr Kontrolle über ihre neurotischen Muster zu gewinnen. Er forderte seine Patienten auf, in der Gegenwart als Erwachsene zu denken und zu handeln und nicht mehr nach von den Eltern übernommenen bzw. kindlichen Mustern. Gespräche auf Augenhöhe waren ihm dabei stets wesentlich. Er regte seine Patienten an, durch Reflexion aktiv an ihrer Gesundung mitzuwirken, mithilfe ihres Erwachsenen-Ichs und durch Übernahme von Verantwortung für ihr Denken, Fühlen und Verhalten im Hier und Jetzt.

Berne initiierte regelmäßige Treffen mit Fachkollegen zum gegenseitigen Erfahrungsaustausch. Er regte seine Kollegen auch an, die Transaktionsanalyse weiterzuentwickeln. Kollegen aus den Gründungsjahren, auf die ich bei den Konzepten zum Lebensskript ausführlicher eingehen werde, waren: Claude Steiner[7], Fanita English[8] sowie Robert und Mary Goulding[9].

Wer mehr über die vielfältigen Konzepte der Transaktionsanalyse sowie vertiefte Theoriediskussion wissen möchte, sei auf weiterführende Literatur verwiesen.[10]

Neben dem Modell der Ich-Zustände gilt vor allem das Konzept vom Lebensskript als Herzstück der Transaktionsanalyse. Berne zeigte auf, wie vor allem durch Analyse und Veränderung des Lebensskripts Heilung möglich wird.

Gleichzeitig war er vermutlich selbst auf tragische Weise in seinem eigenen Skript gefangen und kam nicht mehr dazu, es zu entschlüsseln und zu verändern: Er starb mit 60 Jahren an einer Erkrankung der Herzkranzgefäße, genau wie seine Mutter; er wurde nur ein paar Tage älter als sie. Claude Steiner, einer seiner Schüler, schrieb dazu: »Ich glaube, dass sein eigenes Leben von einem Skript her bestimmt war, das ihn früh an einem gebrochenen Herzen sterben ließ. Sein tragischer Tod war einerseits die Folge eines starken inneren Verbotes, andere zu lieben und die Liebe anderer zuzulassen … und andererseits eines ebenso starken Verlangens nach Unabhängigkeit …«[11] Berne kümmerte sich zwar medizinisch um sein Herz, nicht aber psychisch oder emotional. Er muss – zumindest unbewusst – geahnt haben, dass er früh sterben würde, denn in seinen letzten Schriften finden wir viele Gedanken darüber, wie manche Menschen in ihrem Skript das Alter beschließen, in dem sie sterben werden, und auch, woran. Es ist auffällig, dass er sich dabei besonders der Erforschung des Zusammenhangs zwischen Herzkranzgefäßerkrankung und skriptgebundenem Todesdatum zuwandte.[12]

Das Persönlichkeitsmodell der Transaktionsanalyse: Ich-Zustände

Eine kurze Einführung in das Persönlichkeitsmodell der Transaktionsanalyse soll helfen zu verstehen, wie äußere Einflüsse sich intrapsychisch niederschlagen und dort ihre Wechselwirkung entfalten. Die Denk- und Verhaltensmuster, die Kinder in Interaktion und Auseinandersetzung mit ihren Eltern und ihrer Umwelt entwickelt haben, sind bei Erwachsenen wieder als intrapsychische Wirkmuster erkennbar. Sie zeigen sich häufig in einem »inneren Dialog« zwischen unseren verschiedenen Persönlichkeitsanteilen, die in der TA als Ich-Zustände bezeichnet werden.

Das Strukturmodell der Ich-Zustände

Nach Bernes Definition handelt es sich bei einem Ich-Zustand »um kohärente Gedanken- und Gefühlssysteme, die durch entsprechende Verhaltensmuster zum Ausdruck gebracht werden«[13].

Ich-Zustände sind Denkmodelle, keine physiologischen Realitäten. Sie helfen uns, menschliches Verhalten einzuordnen und in einem größeren Zusammenhang zu verstehen. Berne, der in Anlehnung an seinen Lehrer Paul Federn zuerst eine unbestimmte Menge von Ich-Zuständen annahm, ordnete sie dann aufgrund seiner Beobachtungen in drei Kategorien: Der Eltern-Ich-Zustand, der Erwachsenen-Ich- und der Kind-Ich-Zustand (kurz: Eltern-Ich, Erwachsenen-Ich und Kind-Ich, abgekürzt auch EL, ER und K).

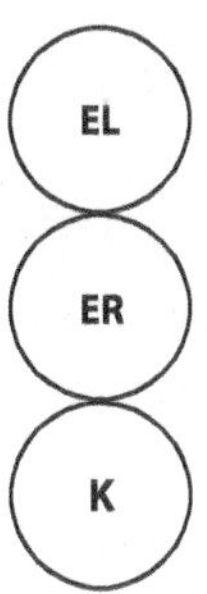

Abb. 1: Strukturmodell der Ich-Zustände

EL = Eltern-Ich

ER = Erwachsenen-Ich

K = Kind-Ich

Wir sprechen vom *Kind-Ich*, wenn jemand so denkt, fühlt und sich verhält, wie er oder sie es als kleiner Junge bzw. kleines Mädchen getan hat, entsprechend der verschiedenen kindlichen Altersstufen. Jeder Erwachsene erlebt mitunter Situationen, wo er sich wieder fühlt wie früher als Kind, wo alte gespeicherte Erinnerungen im Hier und Jetzt auftauchen und in Teilen wieder erlebt werden können, mit den gleichen emotionalen Reaktionen wie damals.

Da geht ein junger Mann im Schwimmbad auf das 3-Meter-Brett und spürt plötzlich, wie er von einem Angstschauer durchflutet wird. Und er erinnert sich, wie er als kleiner Junge für das Schwimmabzeichen vom 1-Meter-Brett springen sollte und Panik bekam. Er spürt das peinliche Gefühl, dass alle schauen, wie er jetzt springen wird, und möchte am liebsten umkehren – heute wie damals.

Eine Frau erschrickt, als ihr Lebensgefährte ins Zimmer kommt, die Hände in die Hüften gestützt, und sagt: »Also, das muss ich dir jetzt mal sagen …« Sie wird ganz klein bzw. fühlt sich ganz klein und erwartet – wie als Kind – eine Standpauke. Und vielleicht passiert überraschenderweise etwas ganz anderes. Zum Erstaunen der Frau sagt ihr Lebensgefährte nämlich: »… also, das hast du ganz toll gemacht. Respekt, wie du die Situation gestern gemeistert hast, das muss ich dir jetzt doch mal sagen!« Wird es ihr gelingen, aus dem ängstlichen Kind-Ich-Zustand zurückzufinden in ihr Erwachsenen-Ich und das Lob wirklich zu hören und anzunehmen? Oder wird sie es abtun und abwerten, weil sie in ihrer seit der Kindheit gewohnten Erfahrung – nämlich kritisiert zu werden – stecken bleibt?

Vom *Eltern-Ich* sprechen wir, wenn jemand denkt, fühlt und sich verhält, wie er es von seinen Eltern und bedeutsamen Erzieherpersonen gelernt bzw. übernommen hat, auch wenn dies oft unbewusst abläuft. Das entspricht dann übernommenen und verinnerlichten Persönlichkeitsanteilen in uns, sogenannten Introjekten. Sie stammen aus unserer lebensgeschichtlichen Vergangenheit und sind noch nicht auf ihre Angemessenheit im Hier und Jetzt überprüft. Viele Erwachsene, die selbst Kinder haben, kennen das: Da hören sie sich bei der Kindererziehung plötzlich an wie ihre eigenen Eltern, obwohl sie sich vorgenommen hatten, nie so zu sprechen bzw. niemals so zu reagieren. Oft ist es uns aber nicht bewusst, wenn wir aus unserem Eltern-Ich heraus denken oder uns verhalten.

Solange wir uns mit unseren Eltern und anderen Bezugspersonen aus unserer Vergangenheit noch nicht ausgesöhnt haben, hören wir es deshalb meist sehr ungern, wenn jemand zu uns sagt: »Jetzt bist du genau wie deine Mutter/dein Vater.« Dieses vergleichende Feedback wird meist als Kritik und Abwertung gehört. Oft fällt es uns dann schwer, einfach zu sagen: »Ja, das stimmt, da bin ich ähnlich.« Klienten fällt es daher oft leichter zu sagen, was sie an ihrem eigenen Eltern-Ich nicht mögen, als dessen Stärken zu sehen.

Der Erwachsenen-Ich-Zustand, kurz das *Erwachsenen-Ich*, ist der Teil unserer Persönlichkeit, der weitgehend vorurteilsfrei wahrnehmen und denken kann und seine Erfahrung und sein Wissen benutzt, um auf die gegenwärtige Situation bezogen zu entscheiden und zu handeln. Das Erwachsenen-Ich ist unbeeinflusst von elterlichen oder kindlichen Programmen. Es kann reflektieren, was kindliche Bedürfnisse und elterliche Normen sind, zwischen ihnen vermitteln und zugunsten von Realitätsanforderungen Entscheidungen treffen. Wenn das Erwachsenen-Ich in der TA-Literatur oft mit einem Computer verglichen wird, bezieht sich dies auf seine Fähigkeit zur Objektivität. Zum Erwachsenen-Ich gehört jedoch die ganze Gefühlspalette: erwachsene Angst und Unsicherheit, Trauer, Ärger, Vertrauen und Liebe. Es wäre eine unzulässige Verkürzung der Ich-Zustands-Theorie, Gefühle nur im Kind-Ich anzusiedeln.

Machen Sie sich einmal bewusst, wie unterschiedlich Sie die Umarmung einer vertrauten Person erleben:

- Sie umarmen einander bei der Begrüßung, weil Sie sich beide freuen, sich zu sehen.
- Sie lassen sich vom anderen in den Arm nehmen, weil Ihnen nach (kindlicher) Anlehnung zumute ist.
- Sie nehmen den anderen in den Arm, weil Sie spüren, dass es ihm nicht gut geht.

Wenn Sie diesen drei Situationen nachspüren, werden Sie vermutlich jeweils andere Ich-Zustände bei sich selbst und bei der anderen Person wahrnehmen.

Wenn wir uns später mit der Erforschung der Lebensskriptmuster befassen, kann es wichtig sein, zu überprüfen, ob bestimmte erlebte Gefühle eher dem Kind-Ich, dem Eltern-Ich oder dem Erwachsenen-Ich zuzuordnen sind, auch wenn sie in der Gegenwart gefühlt werden.

In der Beobachtung von Menschen können wir zwar erkennen, ob ein Verhalten eher erwachsenengemäß, kindlich oder elterngemäß aussieht. Ob es aber tatsächlich das verinnerlichte, wiederholte Verhalten der Eltern ist oder das der jeweiligen Person als Kind, ist nur durch Nachfrage feststellbar. Zur Verhaltensbeschreibung wird in der TA daher das *Funktionsmodell* oder *Rollenmodell* der Ich-Zustände benutzt, das die Betonung auf die Funktion des Verhaltens legt (und nicht auf die Ursprungsquelle). Hier wird also das Rollenverhalten bzw. die Funktion betont: Neben dem *Erwachsenen-Ich (ER)* wird unterschieden zwischen *elterlich kritischem (kEL)* und *elterlich-fürsorglichem (fEL)* Verhalten beim Eltern-Ich. Korrespondierend dazu wird das kindhafte Verhalten differenziert in *angepasstes (aK)* und *rebellisches (rK) Kind-Ich* oder *freies Kind-Ich (fK)*. Rebellisches Kind-Ich-Verhalten wird mitunter verwechselt mit dem freien Kind-Ich. Es gehört jedoch zum angepassten Kind-Ich. Es hat genau wie dieses die elterlichen Anweisungen vor Augen, passt sich aber nicht daran an, sondern trotzt und tut das Gegenteil. Von daher ist es nicht frei, auch wenn es sich selbst frei fühlen mag.

Die verschiedenen Ich-Zustands-Modelle sind in ihrer theoretischen Herleitung ungenau, aber als Konstrukte für den praktischen Gebrauch sind sie sehr nützlich. Sie helfen, Beziehungsmuster und Kommunikationssituationen schnell und einfach zu sortieren. Wenn Klienten etwa überlegen, welche Ich-Zustände jeweils bei den Gesprächspartnern beteiligt waren und ob diese lösungsbringend waren, dann werden schwierige Gesprächssituationen schnell verständlich. Nur allzu oft mischen nämlich Eltern-Ich und Kind-Ich mit, aus Gewohnheit, weil sie sich angesprochen fühlen, obwohl sie nicht gemeint waren.

Eine weitere Schwierigkeit im Alltagsverhalten ergibt sich daraus, dass sich elterlich erworbene oder alte kindliche Sichtweisen in unser Erwachsenen-Ich-Denken einmischen, ohne dass uns dies immer bewusst wird. Wir denken und verhalten uns dann – nach unserer eigenen Einschätzung – aus unserem inneren Erwachsenen-Ich. In Wirklichkeit sind aber unser Eltern-Ich und unser Kind-Ich aktiv. Diese unbewusste Überlagerung wird in der TA *Trübung* genannt. Unsere Erwachsenen-Sicht ist dann getrübt, das heißt, sie enthält ungeprüft übernommene Vor-Urteile oder kindliche Sichtweisen, die oft mit unseren Lebensskriptmustern in Zusammenhang stehen.

Mithilfe des Ich-Zustands-Modells ist es möglich, unsere Selbstgespräche, unsere inneren Dialoge, zu erforschen. Jeder wird Selbstgespräche zwischen seinem Eltern-Ich und Kind-Ich kennen, vor allem als Konflikt zwischen Sollen und Wollen.

Dazu ein typisches Beispiel: »An diesem Wochenende ist so schönes Wetter! Da wäre es toll, in die Berge zu fahren. Aber ich sollte eigentlich meinen Vortrag vorbereiten für die Präsentation in zwei Wochen. Ich habe nur keine Lust, wo doch die Sonne so schön ist. Meine Freunde haben mich auch schon gefragt, ob ich nicht mitkommen will.« Wer gewinnt in diesem Hin und Her? Nehmen wir mal an, das Kind-Ich setzt sich durch und fährt mit. Möglicherweise nimmt es sich auch noch etwas zum Schreiben mit, um vielleicht in einer Pause doch etwas tun zu können. Es genießt den Ausflug nur zum Teil, denn es wird immer wieder ein schlechtes Gewissen bekommen. »Eigentlich sollte ich daheim am Schreibtisch sitzen.« Nehmen wir an, das Eltern-Ich siegt: Die Person bleibt daheim und sitzt am Schreibtisch. Die Gedanken gehen zu den Freunden, die jetzt draußen in der Sonne sind. Das Kind-Ich beginnt zu träumen, schmollt und lenkt womöglich ab. Es hat keinen Spaß an der Arbeit. In seiner stillen Weigerung kann es sehr mächtig sein. Es kann uns zum Beispiel dazu verführen, vor der Arbeit doch noch schnell ein paar liegengebliebene Sachen aufzuräumen oder ein paar Telefonate zu erledigen, um nur nicht anfangen zu müssen. Nur das Erwachsenen-Ich kann sinnvoll, realitätsabschätzend vermitteln und entscheiden, sodass sowohl das Eltern-Ich als auch das Kind-Ich der Lösung zustimmen werden – wie immer sie aussieht.

Die Arbeit mit den inneren Dialogen zwischen den verschiedenen Persönlichkeitsanteilen ist sehr hilfreich beim Aufspüren von Trübungen und Glaubenssätzen. Diese Dialogarbeit ist auch in anderen Therapierichtungen wiederzufinden, zum Beispiel als »Arbeit mit dem Inneren Team« von Friedemann Schulz von Thun[14], als Ego-State-Therapie von John und Helen Watkins[15], beim Voice-Dialogue von Hal und Sidra Stone[16], um nur einige zu nennen.

Innerlich können verschiedene Ich-Zustände mit Energie besetzt, das heißt aktiv sein, auch wenn nach außen nur einer sichtbar wird. Der erlebende und der verhaltenssteuernde Ich-Zustand können zudem divergieren. Wie bei der Trübung erleben wir uns im Erwachsenen-Ich, unser Verhalten wird aber vom Eltern-Ich oder vom Kind-Ich gesteuert, ohne dass wir uns dessen bewusst sind. Wir erleben uns selbst dann also als stimmig. Vielleicht wundern wir uns dann nur oder sind irritiert, warum andere Menschen das anders sehen.

Wir können uns auch dessen bewusst sein, dass wir uns innerlich gerade ängstlich oder verunsichert fühlen, wie als Kind, nach außen aber forsch und sicher oder überheblich auftreten. Wir spüren dabei die Diskrepanz, leiden vielleicht auch mehr oder weniger darunter und fühlen uns inkongruent mit uns selbst.

Wir können auch zwanghaft bestimmte Verhaltensweisen ausführen, zum Beispiel wiederholtes Händewaschen, gesteuert durch Kind-Ich und Eltern-Ich (»Du darfst dich nicht beschmutzen!«), auch wenn das Erwachsenen-Ich gleichzeitig weiß, dass das unsinnig ist. Hier wird die Diskrepanz zwischen erlebendem, denkendem und steuerndem Ich-Zustand bewusst erlebt. Dieses mit sich selbst nicht übereinstimmende Verhalten, das also ich-dyston ist, wird innerlich konflikthaft erlebt, kann aber nicht kontrolliert werden. Anhand dieser Beispiele wird deutlich, dass eine differenzierte Ich-Zustands-Analyse sehr komplex sein kann und hilfreiche Hinweise geben kann, an welcher Stelle Ansätze zur Veränderung möglich sind (zum Beispiel beim Erwachsenen-, Eltern- oder Kind-Ich).

Eine *gesunde Persönlichkeit* ist dadurch gekennzeichnet, dass sie alle drei Ich-Zustände zur Verfügung hat, je nach Situation frei entscheiden kann, welche gerade angemessen sind, und entsprechend auch spontan zwischen ihnen wechseln kann. Eine gesunde Persönlichkeit hat Zugang zu ihrem Kind-Ich mit seinen Bedürfnissen, seiner Intuition und Kreativität und ursprünglichen Lebendigkeit. Sie hat auch Zugang zu ihrem Eltern-Ich, ist sich zumindest in Teilen bewusst, was sie von ihren Bezugspersonen verinnerlicht hat, und kann bewusst entscheiden, was sie davon übernehmen will und was sie verändern oder zumindest kontrollieren will. Sie kann auch verschiedene Gedanken und Impulse in sich wahrnehmen, die nicht immer miteinander vereinbar sind, und sich dann zwiespältig oder ambivalent fühlen. Eine gesunde Persönlichkeit kann im Idealfall diese Dissonanzen wahrnehmen und reflektieren, woher sie kommen. Sie hat dazu vollen Zugang zu ihrem Erwachsenen-Ich, kann dadurch reflektieren und entscheiden, stellt sich den Realitäten und übernimmt Verantwortung in den wechselseitigen Beeinflussungsprozessen des eigenen Lebens. Solche Selbststeuerung betrachtet der Freiburger Neurobiologe Joachim Bauer als »ganzheitliche Selbstfürsorge«.[17] Sie bestehe darin, eigene Impulse und Bedürfnisse wahrzunehmen und sie – aufgrund von Reflexion – auch kontrollieren zu können. Das Erwachsenen-Ich kann entscheiden zwischen Wollen, Sollen, Müssen, Dürfen und Können.

Berne und andere Transaktionsanalytiker sprechen auch vom *integrierten Erwachsenen-Ich*. Gemeint ist, dass wir als Erwachsene die reflektierten und dadurch bewusst angenommenen Seiten unseres Eltern-Ichs und unseres Kind-Ichs in unser Erwachsenen-Ich integriert haben. Berne meinte, dass so ein Erwachsener »idealerweise drei Wesenszüge aufweisen sollte: persönliche Anziehungskraft und Aufgeschlossenheit, die Fähigkeit zu objektiver Informationsverarbeitung und ethisches Verantwortungsbewusstsein«[18].

Im Hinblick auf die Entstehung und die innere Dynamik von Lebensskriptmustern ist es hier wesentlich, noch auf die Subsysteme im Kind-Ich einzugehen.

Berne nahm an, dass bereits im Kind-Ich auch frühe Formen von erwachsenen und elterlichen Aspekten angelegt sind: Entsprechend unterteilte er das Kind-Ich noch weiter: das ursprüngliche, somatische Kind (K1), der erwachsene Teil im Kind (ER1), genannt »kleiner Professor«, und das frühkindliche Eltern-Ich (EL1). Das ER1, der »kleine Professor«, spielt eine entscheidende Rolle bei der Ausprägung von Glaubenssätzen und Skriptentscheidungen.

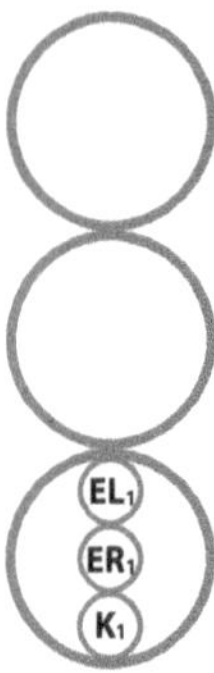

Abb. 2: Kleinkindliche Ich-Zustände

Ein kleines Beispiel mag dies verdeutlichen: Ein fünfjähriges Mädchen soll früh nicht immer schon laut sein und ihren kleinen Bruder wecken, sondern warten, bis er wach ist. Als morgens die Mutter ins Kinderzimmer kommt, sitzt die Tochter neben dem Bettchen des Bruders, der schon wach ist. Auf die Frage der Mutter: »Hast du ihn wieder geweckt?«, antwortet sie: »Nein, hab ich nicht. Ich hab ihn nur ganz still hin und her bewegt, und dann ist er ganz von allein aufgewacht!« Alle Substrukturen im Kind-Ich sind in dem Mädchen aktiv gewesen: Wir sehen das Bedürfnis des Kind-Ichs, morgens mit dem Bruder zu spielen, gleichzeitig ist im kindlichen EL schon das Verbot der Mutter wirksam! Das kindliche ER, der kleine Professor, zeigt mit seiner Reaktion, wie er geschickt unter Umgehung des Verbots doch zur Befriedigung seiner Bedürfnisse kommt: Das Wecken geschah ja nicht laut. Wie klug macht die kleine Professorin das!

»Es ist für jeden einzelnen Menschen sehr wichtig, dass er sein Kindheits-Ich begreift, und zwar nicht nur deshalb, weil es ihn sein ganzes Leben lang begleitet, sondern auch, weil es ein wesentlicher Bestandteil seiner Persönlichkeit ist.«[19]

Die Bedeutung des Kind-Ichs für Erwachsene zeigt sich auch darin, dass dieses Konzept von einer Reihe anderer Therapierichtungen sowie Persönlichkeitsratgebern übernommen wurde, meist unter dem Namen »Inneres Kind« bzw. »Innere-Kind-Arbeit«. Die »Aussöhnung mit dem inneren Kind«[20] meint letztlich ja das Annehmen der eigenen Kindheitserfahrungen und das Sich-Versöhnen mit sich selbst durch Befreiung von einengenden Glaubenssätzen. Im Kind-Ich sind die Glaubenssätze entstanden und verankert und wirken von dort aus auch im Erwachsenenalter fort, wenn sie nicht überprüft und gelöst oder auch erlöst werden. »Das Kindheits-Ich bleibt im Erwachsenen als gesondertes Denk- und Fühlsystem bestehen«[21] und damit auch die darin quasi eingefalteten Lebensskriptmuster.

Physis – schöpferische Wachstumskraft

Jenseits von den Ich-Zuständen muss es nach Berne noch eine Kraft geben, »die die Menschen antreibt, sich zu entwickeln, Fortschritte zu machen und aus Fehlern zu lernen«[22].

Diese Kraft im Menschen, die nach Entwicklung strebt, nannte Berne »Physis«, in Anlehnung an alte griechische Philosophen vor 2000 Jahren, die sich wie viele andere mit der schöpferischen Kraft der Natur befasst haben. Es ging Berne um die Überlegung, dass es über Aktivitäten der Ich-Zustände hinaus eine weitere Energiequelle geben müsse, die unabhängig von allen äußeren Einflüssen, denen ein Mensch ausgesetzt ist, eigene Impulse von innen heraus gibt, damit sich ein Mensch als eigenes Individuum entwickeln kann: die Physis als Triebfeder zu Veränderung und Wachstum. Berne bleibt in seinen Erklärungen und theoretischen Zuordnungen des Konzepts der Physis ungenau bzw. teilweise widersprüchlich. Aber er nimmt aus pragmatischen Gründen an, dass es so etwas wie eine natürliche Schöpfer- und Entwicklungskraft im Menschen geben muss, die sich nicht durch Ich-Zustände allein erklären lässt.[23] Petruska Clarkson, eine der frühen führenden englischen Transaktionsanalytikerinnen, greift Bernes Gedanken auf und erweitert sie: »Veränderung als *Physis* geschieht spontan und von innen heraus als Teil eines größeren und allgemeinen ›Feuers‹.«[24] Physis als »Wachsen« und »Sein«. Ein Säugling, ja sogar schon das Ungeborene, ist gekennzeichnet durch ein Grundstreben nach Gesundheit und Wachstum, und dieses wird gespeist durch die Physis. Berne, und mehr noch Clarkson verknüpfen die Physis auch mit dem Begriff »Seele«.

Es geht also darum, seine eigenen Fähigkeiten zu entwickeln, seinem Wesen gemäß zu werden, unabhängig von und auch mit familiären und kulturellen Skripteinflüssen. Diese Entwicklungskraft ist Motor für unser Autonomiestreben, für unsere Selbstwerdung, unsere Selbstverwirklichung. »Die Physis ist Natur, stammt aus den tiefsten biologischen Wurzeln des Menschenwesens und strebt nach der größtmöglichen Verwirklichung des Guten.«[25] Clarkson sieht die Physis in Zusammenhang mit dem Selbst, dem inneren Kern des Menschen, der danach strebt, »zu leben, zu lieben und frei zu sein«[26], und der nicht nur seine existenziellen Grundbedürfnisse befriedigen, sondern auch in Bewusstheit der ihn umgebenden Realitäten zu einer Sinngebung finden will. Die Physis als Wachstumskraft entspringt damit nicht nur im Kind-Ich, sondern ist vor allem auch im Erwachsenen-Ich beheimatet.

Meines Erachtens ist diese Entwicklungskraft (wie immer man sie in den verschiedenen philosophischen oder psychologischen Richtungen nennen mag) eine wesentliche Erklärung dafür, wie manche Kinder und Erwachsene auch unter widrigsten Lebensumständen und Einflüssen sich im Innersten etwas von ihrem Wesen, ihrer Seele und ihrer Individualität bewahren. Die Fähigkeit zu Resilienz als Widerstandskraft, die Sehnsucht und die Energie, »trotz allem« immer wieder aufzustehen und für sich und andere ein »gutes« Leben zu gestalten, hängt auch mit dieser uns innewohnenden Kraft zusammen.

In den weiteren Ausführungen zum Lebensskript und vor allem auch zur Veränderung von Skriptmustern werde ich für die schöpferische Wachstumskraft Bernes Begriff der Physis verwenden.

Wie setzt sich ein Lebensskript zusammen?

Ein Lebensskript ist quasi das Drehbuch für die Aufführung oder den Film des eigenen Lebens, mit einem Anfang, einem oder mehreren Mittelteilen, evtl. einem Höhepunkt und einem Ende. Und wir selber spielen die Hauptrolle in unserem Lebensstück – oder ist es nur eine Nebenrolle?

Berne nimmt in seinem Konzept vom Lebensskript Impulse von Alfred Adler und dessen Gedanken zum Lebensplan bzw. der Lebensstilanalyse auf. Auch bei Adler und seiner Individualpsychologie geht es darum, aus erinnerten Schlüsselerlebnissen Rückschlüsse zu ziehen auf das Bild, das sich Menschen von sich selbst, den anderen und der Welt gemacht haben.

Berne nennt das Lebensskript einen »fortlaufenden Plan, der sich unter starkem elterlichem Einfluss herausgebildet hat«[27]. Eltern und wichtige Bezugspersonen geben dem Kind zwei Arten von Botschaften: Die eine Art von Botschaften sagt dem Kind, wer es ist und wie es ist (Zuschreibungen), und die andere Art sagt ihm, was es tun soll und was, bzw. was es nicht fühlen soll (Einschärfungen und Antreiber). Dazu später mehr. Skriptbeeinflussend sind nicht nur einmalige markante Erlebnisse, sondern vor allem auch wiederkehrende kleine Enttäuschungen oder Abwertungen.

Dieser Lebensplan enthält über alle Alltagsvernunft hinaus bereits die wichtigsten Entscheidungen: wie jemand leben wird, wie erfolgreich oder erfolglos seine Arbeit sein wird, wie seine Beziehungen verlaufen werden und so weiter. Er kann ebenso Aussagen zu Heirat, Kinderkriegen, Alleinbleiben, Geld, Reichtum, Schönheit, Sexualität,

Männern und Frauen und dem Leben allgemein enthalten. Berne stellte auch Überlegungen an, ob ein Mensch in seinem Skript sogar das Ende seines Lebens oder die Art des Endes schon als Vorahnung festlegt.

Ein Lebensskript kann konstruktiv oder destruktiv sein, harmlos, banal oder tragisch.[28] Vereinfachend sprachen Berne und Steiner auch von Gewinner- oder Verlierer-Skripts. In der Regel finden wir in den Lebensskripten eine Mischung aus förderlichen und einschränkenden Aspekten. Fanita English, die das Skript weniger pathologisch sieht als Eric Berne, betont auch dessen konstruktive Anteile. Sind Skriptmuster allerdings sehr einschränkend und lebensfeindlich, können sie zu ernsten, nicht nur psychischen, Erkrankungen führen. Dennoch sind sie erst einmal als kluge Überlebensstrategie des kleinen Kindes anzusehen.

Das Lebensskript ist zum großen Teil unbewusst – auch wenn uns manche Muster bewusst sind oder bewusst werden können. Die mehr unbewussten Aspekte der Lebensskriptmuster stammen meist aus den frühen Entwicklungsjahren, in denen das Kind noch keine Sprache zur Verfügung hat, um sich seiner Empfindungen und Erfahrungen mit Worten bewusst zu werden. So enthält das Skript oft verschwommen gefühlte Erfahrungsmuster, die sich später beim Erwachsenen auch eher als gefühlte Muster zeigen und nicht als klare Gedanken in Form von Glaubenssätzen.

Versuchen wir einmal, uns in ein Neugeborenes hineinzuversetzen: All das Neue, das es mit seinen Sinnen erlebt, kann es wahrnehmen und empfinden, hat aber noch keine Sprache, um es zu erfassen und einzuordnen. Es bringt auch schon Erfahrungen aus der Zeit im Mutterleib mit, körperliche, taktile, akustische und möglicherweise irgendwie atmosphärische und emotionale. Neu auf der Welt, spürt es jetzt zum ersten Mal die Schwerkraft seines Körpers, die Luft auf der Haut und in der Lunge, die Berührungen auf der Haut, das Streicheln, das Saugen und Trinken. Es hört neu und ungedämpft, Geräusche können plötzlich laut und schrill sein. Alles, was es zu sehen gibt, ist neu! Wie kann es lernen, sich in diesem neuen Chaos auszukennen? Wenn Mutter oder Vater es aber auf den Arm nehmen oder es sich auf den Bauch legen, hört es den vertrauten Herzschlag. Durch immer wiederkehrende Erfahrungen kommt etwas Ordnung und Struktur in seine Wahrnehmungen: Die Stimmen der Eltern, das regelmäßige Trinken, vielleicht das immer gleiche Schlaflied sorgen für Orientierung und Vertrauen.

Zu Beginn des Lebens, in dieser totalen Abhängigkeit und Hilflosigkeit, geht es um Vertrauen, um Urvertrauen.[29] Gefühlte Fragen, die aber natürlich noch nicht so gedacht werden können, sind:

- In was für eine Welt bin ich hier gekommen?
- Ist es hier gut für mich? Wird hier gut für mich gesorgt?
- Bin ich willkommen?

Das kleine Kind ist in den ersten Lebensmonaten und -jahren vollkommen abhängig von seinen Bezugspersonen. So wird es versuchen, herauszufinden, wie es sein muss und was es tun kann, damit seine Eltern gut für es sorgen. Früh lernen Babys, durch Jammern oder Schreien auf ihre Bedürfnisse aufmerksam zu machen. Mütter berichten oft, dass sie am Schreien ihres Kindes erkennen, ob es eher Hunger oder nur Langeweile hat. Im Laufe der Wochen und Monate entstehen in der Interaktion und durch die gegenseitige Resonanz bereits eingespielte Verhaltensmuster zwischen Mutter und Kind.

Es ist erstaunlich, wie intuitiv und kreativ bereits solch kleine Wesen sein können, um ihre Bedürfnisbefriedigung zu erreichen. In meinen zahlreichen Supervisionen für Betreuungspersonen von jungen drogenabhängigen Müttern und ihren Babys wurde klar, dass diese Babys mitunter stille Kinder sind, weil sie bemerkt haben, dass sie so am ehesten aus dem Bettchen genommen werden und Fürsorge bekommen. Sie haben nämlich erfahren, dass, wenn sie schreien, die Mütter dadurch schnell genervt sind, ausrasten, das Baby schütteln oder es wegschieben in ein anderes Zimmer. Natürlich kann ein Baby diesen Zusammenhang nicht »denken«, aber spüren – und so entwickelt es in einer solch schutzlosen Umgebung bereits sehr früh eine »kluge Überlebensstrategie«.

Wenn das Kind größer wird, geht es vielleicht nicht mehr um Leben und Tod, aber darum, ob es da sein darf, dazugehört und geliebt wird.

So wird es versuchen, herauszufinden, was für ein Kind es selbst ist und wie die anderen Menschen in seiner Umgebung sind. Es wird sich ein Bild machen von seiner kleinen Welt, in die es da hineingeboren wurde, darüber, wo sein Platz darin ist und wie es sein muss, um auf diesen Platz zu passen. Das braucht das Kind für seine Orientierung und zur Bändigung seiner Angst. Dieses Bild kann sich später zu seinem Skript entwickeln. »Das Bedürfnis des Kindes nach einem Skript reflektiert ein angeborenes menschliches Bedürfnis, Zeit, Raum und Beziehungen zu strukturieren und Grenzen zu bestimmen, anhand derer es seine fortlaufende Realitätserfahrung überprüfen kann.«[30] So dient das Skript also dazu, die immer umfangreicher und differenzierter werdenden Wahrnehmungen, Gefühle und Gedanken zu ordnen, in ein System zu bringen und aus diesem System heraus dann eine Perspektive für die Zukunft zu entwickeln.

Wie entsteht so ein Skript? – Beispiel Peter

Stellen wir uns einen kleinen Jungen vor, und nennen wir ihn »Peter«. Peter wird heute ein Jahr alt. Anlässlich seines Geburtstages ist die Verwandtschaft gekommen. Peter liegt noch in seinem Gitterbettchen und schläft. Die Verwandten schauen ins Bettchen hinein und drücken ihr Empfinden aus, etwa: »Oh, wie süß«, vielleicht auch: »Der hat aber eine kräftige Stirn, genau wie der Opa und Onkel Hans. Hoffentlich wird der nicht auch so ein Dickkopf wie die beiden!« Die Mutter, die dabeisteht, meint: »Der weiß, was er will, in der Schwangerschaft hat er auch schon viel mehr gestrampelt und getreten als seine große Schwester.« Diese mögliche erste *Zuschreibung* (die Beschreibung der Eltern über das Kind: der ist kräftig, weiß, was er will, ist ein Dickkopf) kann verhaltenswirksam werden, wenn das

Kind diese Zuschreibung annimmt und sie im Lauf der Jahre seitens der Umgebung weiter verstärkt wird. Peterchen schreit kräftig, wenn er Hunger hat und aus dem Bettchen will, ebenso, wenn er selbst mit dem Löffel essen will. In der Trotzphase steigert sich sein »Machtgefühl«, wenn er energisch und laut ausdrückt, was er gerade will oder nicht will. Jetzt versteht er auch schon die Kommentare der Eltern: »Na, ist der Dickkopf wieder da?« Oder er hört, wie die Mutter in der Küche zum Vater sagt: »Er hat so viel Ähnlichkeit mit Onkel Hans, das wird mal schwierig mit ihm.« Peter spürt, dass das irgendwie nicht gut ist, dass er so vielleicht nicht so ganz gemocht wird. Ein erstes undeutliches Gefühl von »Ich bin nicht ganz in Ordnung, so wie ich bin« kann entstehen. Im Lauf der nächsten Jahre wird Peter sein Bild von sich selbst weiter entdecken bzw. bilden. Er hört, was die Eltern zu ihm bzw. über ihn sagen, und er spürt auch, ob sie es so meinen. Er liebt seine Eltern und will alles tun, damit sie ihn mögen und es der Familie gut geht. Er braucht sie ja. Und in seiner kindlichen Logik erklärt er sich die Welt um sich herum, das heißt, mitunter magisch und irrational. Hauptsache, es hilft ihm, seine Erlebnisse und Erfahrungen in eine Ordnung zu bringen, um sie zu verstehen. Ob das gut ist oder schlecht, ist egal – wichtig ist, dass er sich jetzt auskennt mit sich und den anderen. Das gibt Sicherheit.

So beginnt er, sich sein *Lebensdrehbuch* zu schreiben – wie in eine Wachstafel eingeritzt oder auf eine Schallplatte geprägt. Und je öfter er bestimmte Erfahrungen macht, desto öfter kreist die Abspielnadel genau über diese Rille, desto fester gräbt sich dieses neuronale Muster ein und springt später entsprechend schnell wieder an. Bis zum Alter von drei bis vier Jahren wird Peter ein Grundgefühl dafür entwickelt haben, ob er willkommen ist und gut und »in Ordnung« ist, so wie er ist. Er hat sein *existenzielles Grundgefühl* entwickelt und sich und seinen Wert in Bezug zu seiner Familie intuitiv wahrgenommen. Dieses existenzielle Grundmuster wird in der TA auch vereinfacht mit dem Slogan ausgedrückt: »Ich bin o. k. und du bist o. k.!« oder »Ich bin nicht o. k., aber du bist o. k.« und so weiter. Mehr dazu später. Natürlich kann es dabei auch einmal erlebnisabhängig Schwankungen geben.

In der Folge formen sich spezielle Skriptmuster aus, je nach den empfangenen Grundbotschaften und Schlussfolgerungen des Kindes (siehe weiter hinten den Abschnitt über Skriptbotschaften). Peter ist jetzt vier Jahre alt. Er spielt oft mit dem Vater auf dem Wohnzimmerteppich, wo sie mit Legosteinen hohe Türme bauen. Peters Türme fallen immer schnell um. Der Vater will ihm zeigen, wie es richtig geht, und baut einen extra hohen Turm. Peter schafft es nur halb so hoch. Da hilft ihm der Vater und baut Peters Turm fertig: »Schau, so geht es!« Peter wirft den Turm voller Zorn um und läuft aus dem Zimmer. Was geht wohl in ihm vor? Ist er wütend auf den Vater oder auf sich selbst, weil er es nicht geschafft hat? Denkt er: »Papa kann alles besser«, oder »Blöder Papa!« (weil er mich nicht alleine machen lässt)? Dieser Gedanke wäre vielleicht angemessen, ist aber für ein Kind ein schwieriger Gedanke. Er bringt das Kind in einen inneren emotionalen Konflikt, denn es will seinen Papa ja mögen – und ein »blöder Papa« ist nicht so einfach zu mögen. Also wird es lieber denken: »Ich bin zu ungeschickt!« Möglicherweise hat der kleine Peter damit bereits einen seiner Skriptglaubenssätze entwickelt, natürlich ohne sich dessen bewusst zu sein. Sagen die Eltern dann auch noch öfter mal: »Ach, du Dummerchen, pass doch auf!«, wird Peters Glaubenssatz schnell verstärkt. Skriptglaubenssätze sind aus der Perspektive des Kindes logisch, auch wenn sie von Erwachsenen als unbegründet und irrational eingestuft werden. So würde Peters Vater sich sehr wundern, wenn er wüsste, wie Peter für sich die verschiedenen Situationen beim gemeinsamen Spiel erlebt und vor allem interpretiert hat. Ein Kind hat in den Altersstufen, in denen es seine Skriptglaubenssätze bildet, nur eine beschränkte Realitätssicht zur Verfügung. Natürlich erweitert sich diese mit der Zeit, aber bis dahin haben sich die Skriptmuster möglicherweise schon verfestigt.

Aus der Verhaltensforschung ist bekannt, wie sehr Anerkennung als Verstärker das Verhalten prägen kann. Elterliche Zuwendung und Aufmerksamkeit spielen in der Skriptbildung eine große Rolle, denn jedes Kind ist darauf angewiesen (Erwachsene übrigens ebenso). Es ist schön zu sehen, wie bereits bei Babys das Lächeln in einem interaktiven Kommunikationsprozess zwischen Kind und Erwachsenem entsteht. Kinder holen sich direkt die Aufmerksamkeit ihrer Eltern ab, indem sie kommen und alles zeigen und teilen wollen, was sie gemacht und erlebt haben. Dabei geht es ja nicht vorrangig nur um Lob im Sinne von »Das hast du gut gemacht«, sondern um Aufmerksamkeit im Sinne von »Ich sehe dich, ich nehme dich wahr, du bist wichtig«.

Da jedes Kind für seine Eltern wichtig sein will – das braucht es zum emotionalen Überleben –, wird es intuitiv herausfinden, mit welchen Eigenschaften oder Verhaltensweisen es für seine Eltern wichtig werden kann. Hört das Kind dann zum Beispiel »Du bist mein kleiner Sonnenschein; wenn du da bist, geht es mir gut«, dann ahnt es, dass es die Eltern glücklich macht, wenn es freundlich und heiter ist. Und weil jedes Kind gerne glückliche Eltern haben will, entscheidet sich dieses Kind dann auch, wirklich Mamas Sonnenschein zu werden. Dass das manche nicht vorhersehbare Schlussfolgerungen und auch Nachteile haben wird, ist dem Kind in seinem Alter natürlich nicht bewusst (zum Beispiel der Verzicht auf Ärger, schlechte Laune, faul sein etc.).

Beschämt zu werden hat ebenfalls einen großen Einfluss auf die Skriptbildung des Kindes. Schamerlebnisse, vor allem im Alter von zwei bis vier Jahren, aber auch danach, rufen im Kind eine große innere Verunsicherung hervor. Wird es ausgelacht, gehänselt oder belustigend vorgeführt, erlebt es dies oft als Infragestellung seiner persönlichen Unversehrtheit. Es fühlt sich nicht o.k., nicht akzeptiert, so, wie es ist. Und je früher und häufiger Kinder Schamerlebnisse haben, desto bedrohlicher empfinden sie das. Die Folge daraus ist oft ein innerer Rückzug (siehe auch Kapitel 2 in Teil II).

In der deutschsprachigen TA wird für den Begriff »Zuwendung/Aufmerksamkeit« auch das amerikanische Wort »Stroke« benutzt, denn es gibt kein passendes deutsches Wort, das die doppelte Bedeutung von »Stroke« wiedergibt. Der Begriff »Stroke« bedeutet nicht nur positive Zuwendung, Berührung, Streicheln, sondern auch Schlagen. Diese Polarität ist bedeutsam, denn Kinder, die zu wenig positive Zuwendung bekommen, suchen lieber negative (symbolisch geschlagen werden oder auch tatsächlich) – Hauptsache, sie werden wahrgenommen. Nicht wenige Menschen suchen im Kontakt mit anderen Aufmerksamkeit (Strokes) dafür, was sie wieder mal nicht gut genug gemacht haben, welches Missgeschick ihnen wieder passiert ist. So sind sie sich sicher, Aufmerksamkeit zu bekommen. Wie sie diese gewinnen, spielt dabei keine Rolle.

Ein Lebensskript wird über das Kind nicht einfach verhängt, auch wenn es einen starken elterlichen Einfluss gibt. Jedes Kind bringt ja seine eigene Persönlichkeit mit auf die Welt, seinen Wesenskern. Berne nannte diesen Teil »Physis« (siehe »Physis – schöpferische Wachstumskraft«). Damit reagiert jedes Kind unterschiedlich auf die Einflüsse seiner Umgebung. So lässt sich auch erklären, warum Geschwister oft so unterschiedlich sind, obwohl sie doch den gleichen oder ähnlichen Bedingungen ausgesetzt sind.

Folgendes Beispiel mag das verdeutlichen: In einer Familie gab es zwei Söhne. Der ältere war ähnlich wie der Vater ein lautes Kind, das seinen Ärger unüberhörbar zum Ausdruck brachte. Die Mutter kommentierte dies mit: »Er ist halt wie der Papa, typisch Männer.« Dem kleinen Bruder machte es aber Angst, wenn sowohl der Vater als auch der ältere Bruder laut und aggressiv waren. Er verzog sich dann am liebsten. Seine Schlussfolgerung war »Wut ist bedrohlich« und »So sind Männer«, und er beschloss still für sich: »So will ich nicht werden.« Daraus folgte natürlich: »Also darf ich nicht laut sein und darf nicht wütend sein.«

Warum sich ein Kind entscheidet, wie der Papa zu sein, und das andere für das Gegenteil, entzieht sich in der Regel dem Einfluss der Eltern. Aber die kindliche Entscheidung kann in der Folge von Eltern durch »Strokes« verstärkt werden. Zum Beispiel wird der »liebe« Junge unseres Beispiels vermutlich öfter von der Mutter hören: »Gut, dass du nicht so wild bist wie dein großer Bruder.«

Bis zum Alter von ca. sieben Jahren ist das Skript des Kindes in seinen Grundzügen fertig. Jetzt wird nur noch hier und da daran »gefeilt«. Je nach den Erfahrungen, die das Kind nun in, aber auch außerhalb seiner Familie sammelt – in Kindergarten, Freundeskreis und Schule –, wird es kleine Veränderungen, Abschwächungen oder aber auch Verstärkungen geben.

Das Kind neigt nun dazu, neue Erfahrungen, die es in seinem Lebensalltag macht, auf der Folie seiner bisherigen Erfahrungen zu betrachten und diese als Orientierungs- und Bewertungsmaßstab zu benutzen. So findet es innere Sicherheit – selbst dann, wenn ihm diese Sicherheit Misserfolge und Enttäuschungen beschert. Es stellt sich dieses vertraute Gefühl ein: »Na klar, kenn ich doch« oder: »Typisch!«.

Im Laufe der Pubertät wird das Kind / der Jugendliche sein Skript mehr oder weniger bewusst infrage stellen bzw. umschreiben. Häufig geschieht das anhand der Grundfrage in diesem Alter: Wie bin ich eigentlich? Bin ich so, wie meine Eltern sagen? Will ich so sein? Oder kann oder will ich vielleicht doch ganz anders sein? Häufiger wird das bisherige Skript auf den Kopf gestellt und ins Gegenteil verkehrt. Ein Stück pubertärer Trotz und Rebellion hilft dabei. Eltern erleben dies oft als gegen sie gerichtet. Im Grunde genommen geht es aber einfach um Abgrenzung im Dienste der Selbstwerdung, damit sich eine eigenständige Persönlichkeit entwickeln kann.

Dieses *Antiskript* der Pubertät legt sich in der Regel im Zuge des Erwachsenwerdens wieder, wenn die Abgrenzung zu den Eltern mehr und mehr gelungen ist und das »Anderssein« nicht mehr zur Bestätigung der eigenen Autonomie gebraucht wird.

Nicht immer ist die Skriptbildung mit dem Ende von Kindheit und Jugend abgeschlossen. Aus den Ausführungen von Richard Erskine, Vertreter der Beziehungsorientierten und Integrativen Transaktionsanalyse, über das Lebensskript[31] und aus der Trauma-Forschung weiß man, dass auch einschneidende Erlebnisse im Erwachsenenalter noch neue Skriptmuster entstehen lassen können. Hat jemand zum Beispiel eine dramatische Beziehungserfahrung oder Vergewaltigung durch nahestehende Personen erlebt, kann das zur Folge haben, dass diese Person sich entscheidet, niemals mehr wirkliche Nähe zu einem andern Menschen zuzulassen und zu vertrauen. Ebenso können ein Unfall, eine schwere Erkrankung oder eine Katastrophe das Vertrauen in das Leben und die eigene Sicherheit zerstören, und der/die Betroffene entschließt sich, zum Beispiel niemals mehr ein Flugzeug oder eine Seilbahn zu besteigen.

Im Erwachsenenalter sind wir uns unseres Lebensskripts wenig oder nur teilweise bewusst. Mitunter haben wir »Aha«-Momente, in denen wir vielleicht sagen: »Ach, da ist schon wieder mein Muster, ich dachte, ich hätte das hinter mir gelassen.« Meist »rührt« sich unser Skript, wenn wir Stress und Konflikte zu bewältigen haben. Dann greift unser Unbewusstes auf altbewährte Strategien zurück, die uns früher einmal geholfen haben, ohne zu prüfen, ob sie in der gegenwärtigen Situation noch angemessen sind. Unsere Strategien haben sich ja schon bewährt und sind uns sehr vertraut. Und sie sind in unseren neuronalen Netzwerken gespeichert. Sie sind tief im Kind-Ich verankert.

Unsere Skriptmuster können wir uns immer wieder bestätigen, indem wir die Realitäten so wahrnehmen und umdeuten, dass sie zu unseren Skriptüberzeugungen über uns, die anderen und die Welt passen. Dadurch engen wir aber unsere Verhaltens- und Entscheidungsspielräume mitunter sehr ein. Bei manchen Menschen, die sich im Laufe ihres Erwachsenenlebens nicht von ihrem Skript lösen konnten, ist zu beobachten, dass sich im Alter ihre Skriptmuster lockern – der betreffende Mensch wird dann weicher und offener. Bei anderen wiederum verfestigen sich die Skriptmuster noch und erzeugen weiter Verhärtung und Leid.

Schauen wir uns an, aus welchen Bestandteilen und ineinander verwobenen Einflüssen sich das Lebensskript zusammensetzt bzw. das Kind sein Lebensskript bildet. Ich wähle dazu pragmatische Begriffe und Unterscheidungen der verschiedenen Einflussgrößen, denn in den Ausführungen von Berne, English und anderen gibt es manche begriffliche Unklarheiten und Vermischungen. Umgangssprachlich wird oft vereinfacht von Glaubenssätzen gesprochen – beispielsweise auch im Neurolinguistischen Programmieren (NLP).

Glaubenssätze sind das Endergebnis des Prozesses, in dem sich das Kind seine Lebensskriptmuster bildet. Was mit Glaubenssätzen oder Lebensskriptmustern gemeint ist, lässt sich aber noch aufschlüsseln. Das Ganze ist ein dynamisches Gebilde, das sich vor allem aus folgenden Komponenten zusammensetzt:

Zuschreibungen

Eltern machen sich ein Bild von ihrem Kind – was für ein Wesen es ist, welche Eigenschaften, Stärken und Schwächen es hat. Sie können anderen Menschen beschreiben, wie ihr Kind ist. Das ist ein ganz normaler Vorgang, weil auch Eltern eine Orientierung brauchen, um sich auf das Kind einzustellen. Dieses Bild kann, einmal verfestigt, aber auch nachteilig sein, denn es prägt das Kind und verengt den Blick, sodass manchmal nicht gesehen wird, was noch alles im Kind steckt und wie es auch anders sein könnte.

Das Kind braucht für seine emotionale und kognitive Entwicklung die Spiegelung durch seine Eltern. Durch Äußerungen wie etwa »Das hast du geschickt gemacht« erlebt es sich als geschickt. Durch das Spiegeln erfährt es sich in seinen Fähigkeiten und Eigenschaften. Und ganz besonders lernt es über das Gespiegelt-Werden seine Gefühle kennen und sie – hoffentlich – korrekt zu benennen. Wo fangen beim Gespiegelt-Werden aber Zuschreibungen an, die mehr dem Bild der Eltern von ihrem Kind entsprechen, vielleicht auch ihrem Wunschbild, oder ihren Befürchtungen und Vorurteilen in Bezug auf ihr Kind? Etwa in den Äußerungen »Du bist aber eine ganz Schlaue« oder »Ich bin stolz auf dich, du bist so geschickt!«, »Du bist halt unsere Langsame«, »So ein Dickschädel wie du …«, »Heulsuse« …

Weil das Kind für seine Ich-Entwicklung so sehr auf die Spiegelung seines Denkens, Fühlens und Verhaltens angewiesen ist, ist die Grenze zu prägenden Interpretationen und Zuschreibungen seitens der Eltern schnell überschritten. Deshalb haben die Zuschreibungen mitunter eine so starke Wirkung, dass das Kind sie oft ungefragt übernimmt, auch wenn sie nicht seinem wahren Wesen entsprechen.

Das gilt übrigens nicht nur für negative Zuschreibungen, wo wir uns den einschränkenden Aspekt leicht vorstellen können, weil sie wie sich selbst erfüllende Prophezeiungen wirken. Auch positive Zuschreibungen können das Kind in seiner freien Entwicklung einengen. »Du bist unser ganz liebes Mädchen« oder »Du schaffst immer alles, was du willst«. Beide Zuschreibungen können einerseits die Kinder positiv stärken, andererseits können sie aber auch eine Hypothek bedeuten (»Du darfst nicht frech oder zornig sein« bzw. »Du darfst nicht schwach sein«).

Negative Zuschreibungen können besonders wirksam – oder auch beschämend – sein, wenn sie im Beisein von Dritten ausgesprochen werden. Wenn Eltern im Beisein ihrer Kinder zum Beispiel zu anderen Erwachsenen sagen: »Also, unser Junge ist leider gar nicht sportlich« oder: »Wenn ich der Kleinen nicht alles dreimal sage, dann vergisst sie alles!«, es also noch Zeugen der Zuschreibung gibt, kann sich das Kind dieser Zuschreibung noch weniger entziehen oder sich davon distanzieren.

Skriptbotschaften

Grundbotschaften der Eltern oder anderer bedeutsamer Bezugspersonen an das Kind werden auch *Verfügungen* oder *Einschärfungen* genannt. Der Begriff der Einschärfung drückt bildlich gut aus, dass solche elterlichen Botschaften (wie zum Beispiel »Nimm dich nicht so wichtig« oder »Wenn du weiterhin so aggressiv bist, dann musst du in ein Heim«) sich tief in die Persönlichkeit des Kindes einbrennen und damit fast unauslöschliche Spuren und Kerben in der Seele des Kindes hinterlassen können.

Die Botschaften können harmlos klingen und dennoch einschneidend sein, wie etwa: »Iss nicht so viel, sonst wirst du zu dick« oder »Frag nicht so viel«, bis hin zu »Sei immer ein braves Mädchen« oder »Wenn du so weitermachst, wird aus dir nie etwas«. Andere Botschaften können auch konstruktiv sein, wie etwa: »Du machst das ganz prima, ich bin stolz auf dich«, »Du bist ein kluges Kind«, »Es ist schön, dass du ein so kräftiger Junge bist, ein richtiger Kerl, du wirst es mal weit bringen«.

Grundbotschaften werden von den Bezugspersonen an das Kind vermittelt, verbal und nonverbal, direkt oder indirekt, manchmal bewusst und meist unbewusst. Dabei spielen natürlich die Erwartungen der Eltern an das Kind eine wichtige Rolle. Wünschen sie sich einen Nachfolger für den elterlichen Handwerksbetrieb, erhoffen sie sich wahrscheinlich eher einen Sohn, und dann fühlt sich eine Tochter vielleicht nicht willkommen. Vielleicht soll das Kind auch der Sonnenschein sein, der endlich Freude in das Leben der Eltern bringt. Oder soll es die Ehe der Eltern retten, weil sie nun eine gemeinsame Aufgabe und Verantwortung haben? Befürchten die Eltern, dass mit der Familiengründung das schöne Leben aufhört – »Gut, dass wir uns vorher noch mal ausgetobt haben, denn jetzt kommt der Ernst des Lebens«?

Die unbewussten Skriptbotschaften bzw. Einschärfungen mit ihren Verboten spiegeln etwas von den kindlichen Ängsten und nicht erfüllten Sehnsüchten der Eltern wider. Das heißt, diese Botschaften haben ihre Quelle im Kind-Ich der Eltern und werden eher auf nonverbaler Ebene übermittelt.

Die Einstellungen der Eltern zum Leben allgemein, zu allen wesentlichen Themen des Lebens wie Beziehungen, Erfolg, Glück, Partnerschaft etc. haben natürlich Einfluss auf die Botschaften. Entscheidend für die Skriptbildung ist aber nicht das, was Eltern ihren Kindern tatsächlich vermitteln, sei es von ihnen ausgesprochen oder einfach durch ihr Modell vorgelebt. Entscheidend ist auch nicht in jedem Fall, was das Kind real erlebt hat. Entscheidend ist vielmehr, wie das Kind emotional darauf reagiert, wie es dieses Erleben verarbeitet. Dabei spielen natürlich Schlüsselerlebnisse eine besondere Rolle. Das sind solche Erlebnisse, die dem Kind bzw. dem inzwischen Erwachsenen besonders in Erinnerung geblieben sind, weil sie für das Kind damals emotional bedeutsam waren. Auch dabei ist weniger das reale Geschehen wichtig, sondern die Interpretation des Kindes. Hinzu kommt, dass diese Interpretation je nach Alter des Kindes keine intellektuelle Erklärung sein wird, sondern vielmehr eine gefühlsmäßige Deutung dessen, was damals war und wie es sich dabei gefühlt hat. Nur das wird ins Skript des Kindes Eingang finden, was es selbst annimmt. Das heißt, nicht alle von der Bezugsperson gesendeten Botschaften finden im Kind einen fruchtbaren Boden vor. Dies bedeutet auch, dass Eltern nicht für das Skript ihres Kindes verantwortlich sind, sondern dass die Entstehung des Skriptes immer ein ganz individueller und kreativer Akt des jeweiligen Kindes ist.

Neben den Eltern gibt es natürlich noch andere wichtige Bezugspersonen: Oft hat eine Großmutter oder ein Großvater für ein Kind eine besondere Bedeutung, vor allem, wenn es eine emotionale Beziehung zu ihnen entwickeln konnte. Mitunter haben Kinder ja mehr Nähe zu einem Großelternteil als zu den eigenen Eltern, vor allem, wenn beispielsweise die Oma das Kind viel betreut, weil die Eltern arbeiten müssen. Großeltern können mit den Enkeln oft milder sein, da sie nicht mehr in der vollen Erziehungsverantwortung stehen. Aber auch strenge oder vom Schicksal (z. B. durch schreckliche Kriegserlebnisse) gezeichnete Großeltern können skriptprägende Einflüsse haben. Natürlich spielen auch die Geschwister, andere Verwandte, die Erzieherin oder die erste Lehrerin in der Schule eine Rolle. Vermittelt über die Familie, sind auch kultur- und schichtspezifische Aspekte bei der Skriptentstehung wirksam.

Bei alldem ist es möglich, dass das Kind auch Botschaften vermutet, die so nicht gesendet worden sind. Es schlussfolgert einfach aus der Art und Weise, wie die Menschen sich verhalten, was sie sagen, aber auch, was sie nicht sagen.

Leider erhalten Kinder mitunter auch erschreckende Skriptbotschaften. In der Transaktionsanalyse sprechen wir auch von Verwünschungen: »Du wirst noch sehen, wo du landest, wenn du so weitermachst!«, »Aus dir wird bestimmt nie etwas!«, »Scher dich zum Teufel!«, »Du bist das Hemd nicht wert, das du anhast!«. Erwachsene, die als Kinder solche Botschaften bekommen haben, erzählen später, dass sie sich wie verflucht fühlen, sodass sie nicht glücklich oder erfolgreich sein dürfen.

Robert und Mary Goulding, zwei Gestalttherapeuten und Transaktionsanalytiker aus der Gründungszeit der TA in den USA, haben zwölf typische *destruktive Einschärfungen* genannt, die in der Regel unbewusst und oft auch nonverbal gegeben werden:[32]

1. Sei nicht.
2. Sei nicht du.
3. Werde nicht erwachsen.
4. Sei kein Kind.
5. Denke nicht.
6. Fühle nicht.
7. Schaff's nicht.
8. Nicht / Lass bleiben.
9. Lass dich nicht ein./Sei nicht nahe.
10. Gehör nicht dazu.
11. Sei nicht wichtig.
12. Sei nicht gesund.

Steiner beschreibt *drei Skripttypen*, deren Muster zusammengefasst eine typische Ausprägung der Lebensgestaltung hervorbringen:[33]

1. **Lieblos (im Sinne von: Liebe gibt es für mich nicht),**
2. **freudlos (Lebensfreude gibt es nicht, jedenfalls für mich nicht),**
3. **kopflos (Ich verstehe das alles nicht, bin zu dumm dafür).**

Gudrun Jecht-Hennig, Kinderärztin und Transaktionsanalytikerin in Nürnberg, fügt aus ihrer therapeutischen Erfahrung mit Kindern und Jugendlichen einen vierten Typ hinzu:[34]

4. **haltlos (Zugehörigkeit, Bindung und Verlässlichkeit gibt es nicht für mich.)**

Natürlich gibt es noch zahlreiche Variationen dieser Skripttypen sowie weitere Grundbotschaften. Auf typische wiederkehrende Muster in der Praxis gehe ich in Teil II ein.

Schlussfolgerungen – Überlebensschlussfolgerungen

Wie ein Kind seine Familie und sich selbst darin erlebt und welche Botschaften auf es einströmen – das schlägt sich in seinen Schlussfolgerungen nieder. English nennt sie »Überlebensschlussfolgerungen«[35], weil nach ihrer Einschätzung die Kinder darin ihre kindlichen Schlüsse ziehen, wie sie überleben bzw. mit den Eltern auskommen können:

- Wenn Mama telefoniert, muss ich still sein, sonst schimpft sie.
- Wenn ich der Mama helfe, hat sie mich besonders lieb.
- Wenn ich ganz still bin, dann darf ich bei Papa im Arbeitszimmer sitzen und malen.
- Papa darf ich nie stören, weil er von der Arbeit immer sehr müde ist.
- Wenn ich meine kleine Schwester haue, dann haut mich die Mama.
- Ich darf nicht sagen oder fragen, was ich will.

Kindliche Schlussfolgerungen können realistische und unrealistische Anteile haben. Auf jeden Fall geben sie eine Orientierung für das eigene Verhalten. Elterliche Zuwendung und Anerkennung kann die Überlebensschlussfolgerungen beeinflussen und verstärken: Weil die Mama mich immer lobt, wenn ich ihr helfe, bin ich o. k. Deshalb ist es gut, anderen Menschen zu helfen.

Neben Lob kann vor allem Beschämung die Überlebensschlussfolgerungen erzeugen und verstärken. Die Fähigkeit, sich zu schämen, ist vermutlich genetisch angelegt, aber wofür sich Kinder bzw. Menschen schämen, ist vor allem familiär und kulturell bedingt. Da Beschämung schnell als Verletzung der eigenen Integrität, der Würde, erlebt wird, tun Menschen alles, um Beschämung zu vermeiden. Scham wird dabei als doppelt unangenehm erlebt. Nicht nur dass wir uns schämen, ist schmerzhaft. Zusätzlich ist es auch peinlich, wenn andere bemerken, dass wir uns schämen, und uns womöglich noch darauf hinweisen. Ein Kind kann sich mit der Schlussfolgerung

»Wenn ich weine, bin ich nicht o.k.« schützen. Es entscheidet, nicht mehr zu weinen, wenn es verletzt wird. Die Schlussfolgerung und die darauf folgende Skriptentscheidung dienen dem Selbstschutz.

Aufgrund der Erlebnisse, Zuschreibungen und Verfügungen durch die Bezugspersonen kommt das Kind eher »gefühlt« zu seinen Schlussfolgerungen, die keineswegs mit der Sicht der Erwachsenen übereinstimmen müssen.

In jeder Entwicklungsphase wird das Kind neue Schlussfolgerungen ziehen oder sich alte bestätigen – je nachdem, wie seine Entwicklung von der Umgebung gefördert oder erschwert wird.

Von Überlebensschlussfolgerungen zu Skriptentscheidungen

Nach Fanita English werden Skriptentscheidungen vom Kind erst später, das heißt im Alter von ca. sechs bis sieben Jahren getroffen, im Anschluss an die Skriptentstehung. Sie sind oft auch kognitiv erinnerbar! »Im Gegensatz dazu werden die Schlussfolgerungen im Organismus, sozusagen ›im Gedärm‹ erlebt, weil man während der frühen Kindheit, das heißt, im Alter von etwa vier bis fünf Jahren, auf der nonverbalen Ebene zu ihnen gelangt.«[36]

Ein Kind, das sich ein Bild von sich und seinem Platz in der Familie gemacht hat, wird nun entscheiden, was es damit anfängt. Nehmen wir an, ein Kind hat für sich das Bild »Ich bin lästig« entwickelt, weil es von seiner Mutter öfter beiseitegeschoben wurde, wenn sie mit ihrer Hausarbeit beschäftigt war. Wie geht es damit um: Wird es versuchen, nie mehr lästig zu sein, indem es zum Beispiel keine Bedürfnisse mehr hat? Wird es jetzt alles lieber für sich alleine machen? Oder wird es stattdessen Dinge anstellen, weil es damit doch die Aufmerksamkeit der Mutter bekommt? Welche Entscheidungen das Kind jeweils trifft und welche Strategie es anwendet, bleibt dem Einfluss der Eltern entzogen, und die Folgen dieser Entscheidungen zeigen sich daher auch in sehr unterschiedlichem Verhalten.

Ein Junge, der sich eher klein und hilflos fühlt und vielleicht von anderen entsprechend gehänselt wird, könnte zu der Schlussfolgerung und damit zu seinem Skriptmuster kommen: »Ich bin zu klein, ich bin nicht o.k., ich bin kein richtiger Junge.« Vielleicht trifft er daraufhin die Entscheidung: »Dann halte ich mich lieber im Hintergrund« oder »Ich zeige mich nicht«. Er könnte aber auch die Entscheidung treffen: »Eines Tages, wenn ich größer bin, dann zeig ich es euch.« Je nach Entscheidung wird er seinen Weg durchs Leben unterschiedlich gestalten. Im ersten Fall eher zurückhaltend, im zweiten Fall eher forsch und draufgängerisch.

Kinder, die Gewalt in der Familie oder im Umfeld erlebt haben, folgern daraus meist: »Gefühle sind gefährlich.« Sie können noch nicht differenzieren zwischen »Gefühle haben« (auch Wut) und »Gefühle ausdrücken«. Erleben sie Wut und Schreien oder Schläge, verbinden sie das mit Aggression, die gefährlich wirkt. Die kindliche Entscheidung daraufhin ist meist: »Besser keine Gefühle zeigen« oder sogar: »Besser nichts fühlen«. Als Erwachsene treten diese Menschen dann nach außen eher sachlich, vor allem aber stark und hart auf, um ihre verletzte Kinderseele nicht spüren zu müssen.

Existenzielle Grundpositionen

In den ersten Lebensjahren entsteht im Kind aufgrund seiner kindlichen Erfahrungen ein Grundgefühl, o.k. zu sein, wichtig, wertvoll, fähig zu sein, geliebt zu werden. Es hat auch ein Bild davon, ob andere Menschen, also seine Eltern, ebenso o.k. sind, sodass es die Eltern lieb haben kann. Da dies für Kinder von existenzieller Bedeutung ist, sprechen wir in der TA von existenziellen Grundpositionen. Diese besagen, wie wir unseren Wert in Beziehung zu anderen Menschen empfinden und bemessen:

1. **Ich bin o.k. und du bist o.k.**
2. **Ich bin nicht o.k., aber du bist o.k.**
3. **Ich bin o.k., aber du bist nicht o.k.**
4. **Ich bin nicht o.k. und du bist auch nicht o.k.**

Die bekannte Abkürzung der positiven Grundposition lautet: »Ich bin o. k. und du bist o. k.« Kinder und Erwachsene mit dieser Einstellung gehen positiv ins Leben, sehen ihren Wert und den der andern.

Kinder, die übermäßig zurückstecken müssen und wenig Zuwendung bekommen, werden eher die Grundeinstellung »Ich bin nicht wichtig, aber die Großen«, also »Ich bin nicht o. k., aber du bist o. k.« entwickeln. Das führt zu einem schwachen Selbstwert, birgt aber die Hoffnung, dass man ja noch o. k. werden könnte, wenn man so wird wie die anderen.

In der Trotzphase ebenso wie in der Pubertät sehen wir öfter mal die Einstellung »Ich bin o. k., aber du nicht« – eine überhebliche, übersichere Position. Das ist eher als Abwehr zu sehen, denn es fühlt sich besser an, auf andere herabzuschauen, als sich selber unten, klein oder hilflos zu fühlen.

Erlebt ein Kind keine Liebe, wird es viel herumgeschubst und hat es Bezugspersonen, die kalt oder grausam sind, sodass es sie nicht lieben kann, dann entsteht wahrscheinlich die vierte Grundposition: »Ich bin nicht o. k. und du auch nicht.« Das führt zu einer grundenttäuschten und hoffnungslosen Einstellung zum Leben.

English fordert im Sinne einer Erweiterung der ersten Position eine fünfte:

5. Ich bin o.k. und du bist o.k. – realistisch gesehen.

Hier gibt es ein positives, konstruktives Grundgefühl gegenüber dem eigenen Wert und dem der anderen, auch wenn jemand einzelne Verhaltensweisen und Eigenschaften aufweist, die schwierig sind.

Das folgende Beispiel illustriert, wie sich das im Alltag äußern kann: Ein Schulmädchen hat in der Mathearbeit eine Drei geschrieben. Ihre möglichen Kommentare dazu entsprechen den vier Grundpositionen:

1. »Der Lehrer hat genau die angekündigten Aufgaben gestellt und ich bin eigentlich ganz zufrieden mit meiner Note, da ich auch

nicht so viel gelernt habe.« (Entspricht der realistischen Position 5)
2. »Ich krieg das eh nie hin, was der Lehrer da wissen will. Da bin ich einfach zu unbegabt.«
3. »Ich hätte eine gute Note schreiben können, wenn der Lehrer nicht so blöde Aufgaben gestellt hätte.«
4. »Ich bin sowieso unfähig zum Rechnen, und der Lehrer kann es auch nicht erklären und überhaupt, wozu braucht man dieses ganze Zeug.«

Natürlich wechseln Menschen im Alltag von Zeit zu Zeit bzw. in einzelnen Situationen zwischen den Positionen. In der Regel haben Menschen aber – von ihrem Skript her – eine bevorzugte Grundposition.

Antreiber

Kinder erhalten von ihren Bezugspersonen viele erzieherische Ratschläge, die sanft, aber auch sehr scharf und rigide sein können. Folgen Kinder diesen Anweisungen, sind sie sich der Anerkennung der Eltern sicher, erhalten also bedingte Strokes.[37] Solche Anweisungen nehmen den Charakter von antreibenden Prinzipien an, wenn sie dem Kind suggerieren, durch ihre Befolgung zu einem positiven Selbstwert zu kommen, also o. k. zu sein.

Das Konzept der Antreiber wurde vor allem von den Amerikanern Taibi Kahler und Hedges Capers entwickelt, Kollegen von Berne aus der Gründungszeit der TA.[38] Sie verstehen darunter elterliche Anweisungen, die dem Kind gegeben werden, damit es im Leben zurechtkommt. Als allgemeine erzieherische Ratschläge sind sie bis zu einem gewissen Maße nützlich, denn sie helfen dem Kind, die notwendige Anpassung an seine Umgebung zu vollziehen. »Mit den Antreibern hat das Kind quasi einen ›Kompass‹ zur Hand, der ihm in neuen Situationen sagt, wonach es sich richten kann, um die Zustimmung der anderen Menschen zu erhalten.«[39]

Kinder verinnerlichen Antreiber aber nicht nur, weil diese von Eltern und wichtigen Bezugspersonen vermittelt wurden. Es ist ebenso möglich, dass das Kind sich als Schlussfolgerung bzw. eigenständige Skriptentscheidung entschließt, einem Antreiber zu folgen, um sich aus deprimierenden Situationen zu retten oder zu befreien. Fühlt es sich zum Beispiel in seinen kindlichen Leistungen nicht genug gesehen, so mag es sich überlegen, in Zukunft alles möglichst »perfekt« zu machen, vielleicht kommt dann die dringend benötigte Anerkennung. Oder das Kind nimmt wahr, wie belastet und erschöpft die Mama oft ist, und entschließt sich daraufhin, der Mutter nicht mehr lästig zu sein. Es unterdrückt seine Bedürfnisse und nimmt sich vor, von nun an ganz »stark« zu sein und nichts mehr von ihr zu wollen. Gleichzeitig unterdrückt es seine Traurigkeit darüber.

Antreiber werden in dem Moment einengend und skriptverstärkend, in dem sie als generelle Leitlinien verstanden werden, die *immer* zu befolgen sind. Das Problematische an den Antreibern ist, dass sie gerade in der Annahme befolgt werden: *Nur wenn ich so und so bin, bin ich o. k.*, nur dann mögen mich die anderen. Sie bieten Hoffnung auf Selbstbestätigung bzw. Bestätigung des eigenen Wertes durch andere. Das kann auch für Erwachsene zum Teil ebenso noch gelten.

Antreiber bewirken einen spezifischen persönlichen Stil im Denken, Fühlen und Verhalten. Antreiber bringen Schwachstellen und Einschränkungen in der Persönlichkeit mit sich und führen gleichzeitig zur Ausbildung spezieller Stärken und Kompetenzen. Sie lenken von gesunder Entwicklung ab und verhindern Autonomie, wenn man den verinnerlichten Anweisungen unreflektiert folgt: Wenn man auf die erhoffte Anerkennung für das Befolgen eines Antreibers nicht verzichten kann oder will, kann Autonomie nicht gelingen.

Je mehr Selbstakzeptanz und Eigenliebe wir entwickeln und je besser wir unseren »Stroke-Haushalt« pflegen, desto unabhängiger werden wir von Antreibern. Wenn das Kind bzw. später der Erwachsene also frei entscheiden kann, wann und ob er dem Antreiber folgen wird und ob dies der Situation wirklich angemessen ist, dann kann er auch die Kompetenzen, die mit jedem Antreiberverhalten verknüpft sind, gesund nutzen.

Die typischen Antreiber nach Kahler (1–5) und Goulding (6) sind:

1. **Mach's anderen recht.**
2. **Sei perfekt.**
3. **Sei stark.**
4. **Streng dich an.**
5. **Beeil dich.**
6. **Sei vorsichtig.**

M. Goulding[40] fügte den sechsten Antreiber hinzu, der in der TA-Literatur allerdings mehrheitlich nicht weiter ausgeführt wurde und auch strittig diskutiert wird.[41] Da er eine eigene Qualität und Wirkung hat und ich ihm bei Klienten öfter begegne, ist es mir wichtig, ihn hier aufzuführen. Er hat zugleich eine antreibende und eine bremsende Qualität.

Zur Veranschaulichung folgt eine kurze Beschreibung, wie sich die Antreiber in typischem Denken und Verhalten zeigen.

Mach's anderen recht

Dieser Antreiber sagt uns, wie wir Beziehungen gestalten sollen und dass es vor allem wichtig ist, es anderen recht zu machen, ihren Wünschen zu entsprechen und darauf einzugehen. Eigene Bedürfnisse können zurückstehen, denn sie scheinen nicht so wichtig. Es geht vor allem darum, uns die Zuneigung anderer und Zugehörigkeit zu ihnen zu sichern. Dahinter steht die Trübung, dass andere uns nicht oder nicht mehr mögen, wenn wir ihren Erwartungen nicht entsprechen.

Menschen, die einen ausgeprägten »Mach's recht«-Antreiber haben, haben oft eine starke Intuition für zwischenmenschliche Beziehungen und guten Zusammenhalt. Sie sind hingabefähig, helfen gerne und streben nach Harmonie. Sie werden oft als »sehr liebe«

Menschen beschrieben. Konflikte und Streit bereiten ihnen Unbehagen. Sie versuchen dann schnell, zu vermitteln. Schwierig wird es, wenn diese Menschen es nicht nur Familienmitgliedern, Freunden und Kollegen recht machen wollen, sondern möglichst allen Menschen, mit denen sie zu tun haben. Das bringt sie zwangsläufig in innere Konflikte.

Der Nachteil dieses inneren Antreibers besteht darin, dass »Mach's recht«-Menschen wenig eigene Standpunkte entwickeln bzw. sie nicht nach außen hin vertreten. Sie können sich schlecht abgrenzen und Nein sagen. Durch Blickkontakt versuchen sie sich die Bestätigung zu holen, dass ihr Gegenüber sie o.k. findet. Häufig neigen sie den Kopf leicht zur Seite. Mit der Befolgung dieses Antreibers hoffen sie, die Befriedigung ihrer Grundbedürfnisse nach Nähe, Zugehörigkeit und Geliebt-Werden zu sichern.

Sei perfekt

Die Neigung, alles möglichst perfekt zu machen, und zwar immer, kann hohen inneren und äußeren Stress verursachen. Wer diesen Antreiber hat, ist stets versucht, immer noch mehr und genauer zu arbeiten, alles gründlichst zu erledigen, alles ganz genau zu erklären, um sich gut genug zu fühlen. Kleine Mängel und Ungenauigkeiten rufen Unbehagen hervor. Die Ansprüche an sich selbst sind immens hoch, und zwar unabhängig davon, ob es in der jeweiligen Realsituation notwendig ist. Die Bestätigung von außen, dass etwas gut genug ist, reicht diesen Menschen nicht aus, der innere Anspruch treibt sie weiter. Kritik ist für sie dementsprechend schwer anzunehmen. Zugrunde liegt ein Bedürfnis nach Vollkommenheit, nach einem idealen O.k.-Sein.

Der Realitätscheck, ob Perfektion gewollt und notwendig ist, ist dabei ein entscheidender Faktor, denn in vielen Bereichen ist es angemessen oder absolut notwendig, perfekte Arbeit zu leisten (zum Beispiel bei einem Chirurgen). Dann ist der Wunsch nach Perfektion kein autonomieeinschränkender Antreiber, sondern gewollte Kompetenz.

Sei stark

Der »Sei stark«-Antreiber fordert von uns, möglichst jede Situation verlässlich zu meistern. Es ist wichtig, alles im Griff zu haben und auch die Kontrolle über eigene Gefühle zu behalten, also sich zusammenzureißen. Sich schwach zu fühlen oder verunsichert zu sein löst bei Menschen mit diesem Antreiber großes Unbehagen aus und wird auf jeden Fall vermieden. Menschen mit einem »Sei stark«-Antreiber verfügen über große Ausdauer und sind gut belastbar. Oft kennen sie aber die eigenen Grenzen nicht und sind daher auf Dauer Burnout-gefährdet. Sich Unterstützung und Hilfe zu holen, ist für sie eher ein Zeichen von Schwäche, die vermieden werden soll.

Streng dich an

Dieser Antreiber fordert von uns, uns immer zu bemühen, so gut es geht. Alle Kraft und Energie soll eingesetzt werden, um das zu tun, was getan werden muss. Wenn etwas leicht geht und womöglich auch noch Spaß macht, ist das ein Zeichen dafür, dass wir uns nicht wirklich bemühen. Nur was wir im Schweiße unseres Angesichts erarbeiten, zählt als Leistung. Es sich leicht und bequem zu machen, würde Schuldgefühle hervorrufen. Der Antreiber wird als ständiger, mehr oder weniger diffuser Druck gespürt. Je mehr wir uns anstrengen, desto mehr Anerkennung haben wir verdient. Das ist dann wie ein Trost, wenn die Leistung, das Ergebnis nicht so berauschend ist – Hauptsache, wir haben uns bemüht und sind dann deshalb doch o. k. Das ist auch das Grundbedürfnis hinter diesem Antreiber: mit seinem Beitrag und seiner Mühe gesehen und anerkannt zu werden. Auch dieser Antreiber bringt Erschöpfung und Überlastung mit sich und fördert damit Burnout.

Beeil dich

»Noch schnell dies und noch schnell das machen, und dann …« Solche und ähnliche Äußerungen sind charakteristisch für Menschen mit dem »Beeil dich«-Antreiber. Diese Menschen wollen möglichst viel in wenig Zeit unterbringen. Sie kommen schnell in Gang und lieben Tempo. Sie schaffen viel in kurzer Zeit, allerdings mit der Gefahr von erhöhter Fehlerquote. Sie wirken mitunter unruhig und sind schnell mal ungeduldig mit sich selbst und anderen. Es fällt ihnen schwer, sich Ruhe und Zeit zu nehmen, denn sie könnten dabei ja etwas Wichtiges verpassen. Ihr Grundbedürfnis ist, die Fülle des Lebens mitzubekommen. Muße, Ruhe und Nichtstun sind schwierig. Zum Fühlen bleibt nicht genug Zeit. Es sind Menschen, die oft ganz knapp rechtzeitig oder zu spät kommen, weil sie vorher schnell noch etwas anderes erledigen wollen. Auslöser können entsprechende frühe Erfahrungen sein: »Trödel nicht so rum!«, »Los, mach schon!«.

Sei vorsichtig

Dieser Antreiber wirkt, bildlich gesprochen, so, als wenn man mit angezogener Handbremse durchs Leben liefe. Es gibt immer eine innere Stimme, die uns aufträgt, doch noch mal alles zu bedenken und zu prüfen, wie bei den typischen »Bedenkenträgern«. Menschen mit diesem Antreiber sind eher ängstlicher Natur; sie machen sich viele Gedanken darüber, was alles (Schlimmes) passieren und wie man dem vorbeugen könnte. Die Aufforderung zur Spontaneität löst Unbehagen bei ihnen aus, Überraschungen wollen sie möglichst vermeiden. Zugrunde liegt das Bedürfnis nach Sicherheit und Schutz. Durch vorsichtiges, umsichtiges Vorbereiten und Überprüfen soll Sicherheit hergestellt werden. Vertrauen in sich selbst und andere Menschen sowie Mut sind nur in geringem Maße vorhanden bzw. sollen durch gründliche Vorbereitung und Kontrolle ersetzt werden. In Ein-Kind-Familien wird das Kind aus elterlicher Sorge oft zu großer Vorsicht angehalten. So kann auch Überbehütung zu diesem Antreiber führen.

Antreiber werden auch *Gegeneinschärfungen* genannt, so als wären sie ein »Gegenmittel« gegen die Skripteinschärfungen. Sie versprechen nämlich Strokes trotz darunterliegender negativer Skriptbotschaften. Letztlich sind sie aber kein wirklicher Ausgleich für die negativen Skriptbotschaften, sondern verstärken diese immer wieder (vgl. auch die späteren Ausführungen zu Skriptdynamiken.)

Gegenskript

Folgen Menschen ihrem Antreiber quasi zum Ausgleich oder zur Befriedung ihres inneren Skriptglaubenssatzes, so nennen wir das *Gegenskript.* Hat jemand zum Beispiel die Skriptbotschaft »Ich bin nicht wichtig«, so kann er mit dem Antreiber »Es anderen recht machen« einen Ausgleich schaffen, weil er dadurch ja doch für andere wichtig ist. Damit ist er aber noch nicht aus dem Skript ausgestiegen. Ebenso kann er noch dem Skript verhaftet sein, wenn er entgegen seinem Skriptmuster handelt, sich selbst also richtig wichtig nimmt. Sich selber wichtig zu nehmen kann aber natürlich auch ein Skriptausstieg sein. Woran ist der Unterschied zu erkennen? Dies ist nicht immer leicht. Wird das neue Verhalten »sich selber wichtig nehmen« eher überbetont und fast zwanghaft verfolgt, um endlich den Beweis zu haben, dass das alte Muster nicht mehr stimmt, dann ist die Person eher noch im Gegenskript gefangen. *Skriptfreiheit* bedeutet auch wörtlich genommen Freiheit: Die Person kann frei entscheiden, ob sie im gegebenen Moment die eigenen Bedürfnisse wichtig nehmen will oder zugunsten anderer zurücksteckt – und wird sich in jedem Fall aufgrund der eigenen Entscheidung gut fühlen. Mehr dazu später im Abschnitt »Skriptausstieg« und bei den Fallbeispielen.

Zeitgeschichtliche Einflüsse

Bei der Betrachtung von typischen wiederkehrenden Lebensskriptmustern halte ich es für aufschlussreich und oft auch notwendig, die Zeit sowie den gesellschaftlichen und kulturellen Rahmen zu berücksichtigen, in dem diese Muster entstanden sind. In der deutschen Therapielandschaft wurde erst Jahrzehnte nach dem Ende der NS- und Kriegszeit deutlich, dass diese sich nicht nur auf die aktiv und passiv am Krieg Beteiligten und deren Opfer auswirkte, sondern auch auf die Kriegskinder und deren Kinder. Die meisten unserer heutigen Klienten haben den Krieg selbst nicht mehr erlebt, teilweise auch ihre Eltern nicht mehr. Dennoch sind bei ihnen noch Spuren des Krieges wahrzunehmen, und diese finden ihren Niederschlag auch in typischen Lebensskriptprägungen. Um die Jahrtausendwende war der Psychoanalytiker Tilmann Moser[42] einer der Ersten, die dezidiert beschrieben, wie die Folgelasten des Kriegsgeschehens in Europa, die Täter- und Mitläuferschaft und die Opfererfahrungen tief in die seelische Befindlichkeit der nachfolgenden Generationen einwirkten und nun auch in den Therapien eine große Rolle spielten.

Gerade durch das Wegschieben und Nicht-Verarbeiten der traumatischen Kriegserfahrungen und *der eigenen oder der Mit-Schuld der Eltern* erlebten die Kriegskinder Sprachlosigkeit über die eigene Betroffenheit sowie Hilflosigkeit im Umgang mit den dazugehörigen Emotionen. Das Übergehen zur Tagesordnung, das Ärmel-Hochkrempeln zum Wiederaufbau, das Erwerben von Besitz und Sicherheit und der Blick nach vorne schufen eine Lücke in der geistigen und emotionalen Verarbeitung dessen, was geschehen war. Sicherlich sind unter anderem hier die Gründe dafür zu suchen, dass eine ganze Elterngeneration wenig in der Lage war, ihren Kindern eine adäquate emotionale Spiegelung zu geben. Diese Eltern taten sich schwer damit, ihren Kindern ein gutes Vorbild im Umgang mit Gefühlen und bei der adäquaten und wohlwollenden Beachtung eigener Bedürfnisse zu sein. So ist zum Beispiel das Muster, stark zu sein, sich zusammenzureißen und anzustrengen und persönliche Bedürfnisse nicht wichtig zu nehmen, sondern Pflicht und Arbeit den Vorrang zu geben, wohl nur eine der indirekten Kriegsfolgen. Möglicherweise zeigt sich in den letzten zehn Jahren eine Gegenbewegung in Teilen der jüngeren Generation, die Spaß und Freude »jetzt und sofort« wichtiger nehmen als das Bemühen um eine gute Zukunft. Auf einige Auswirkungen solcher transgenerationaler Muster gehe ich in Teil II, Kapitel 14 ein, neben weiteren Literaturhinweisen.

Auch nach der Wiedervereinigung zeigen sich die unterschiedlichen Sozialisationserfahrungen in Ost und West in prägenden Erziehungseinflüssen. Bei Kindern aus binationalen Ehen ist zu berücksichtigen, dass die unterschiedlichen kulturellen Bezugsrahmen nicht nur für die Ehepartner eine Herausforderung darstellen, sondern auch für die Kinder. Woran orientieren sie sich, was ist für sie gültig? Bei unseren Skriptanalysen fällt immer wieder auf, dass Klienten mit Migrationshintergrund sehr verschiedene Skriptgeschichten bzw. Identifikationsfiguren aus ihrer Kindheit mitbringen, die wir nicht mit unserer »deutschen« Brille anschauen dürfen, weil sie aus dieser Perspektive nur bedingt verständlich sind. Der Einfluss der Migrationshintergründe zeigt sich auch heute noch bei den Enkeln der ersten Gastarbeiter der 1950er- und 60er-Jahre. Und auch die aktuelle europäische Situation mit Globalisierung, multikultureller Gesellschaft und Flüchtlingsbewegung wird Lebensskript-bestimmende Einflüsse haben.

Lebensskriptmuster und Entwicklungsphasen

Berne stellte sich bei der Skriptanalyse gerne die Frage, wie Eltern wohl ihr Kind erziehen müssten, damit es als Erwachsener so würde wie der vor ihm sitzende Patient mit seinen individuellen Problemen.[43]

Das Kind lernt im sozialen Austausch mit seinen Bezugspersonen, seine eigenen Empfindungen und Gefühle wahrzunehmen und zu unterscheiden. Dies geschieht vor allem durch »Affektspiegelung«, durch das Feedback seitens wichtiger Bezugspersonen in einer möglichst sicheren Bindung. Im Laufe der ersten Lebensjahre lernt das Kind, zwischen wahrgenommenen Gefühlen und dazugehörigen Verhaltensweisen Verknüpfungen zu bilden.

Das Kind beginnt dabei, sich ein inneres Bild von sich selbst und anderen zu machen. Zuerst geschieht dies nur durch körperliches Empfinden, dann auf symbolisch-emotionaler Ebene, später auch präverbal und schließlich mental. Dabei lernt es stufenweise, die emotionalen Reaktionen und Verhaltensweisen mit diesem inneren Bild mental zu verknüpfen. Diese Mentalisierungsfähigkeit[44] ist etwa ab dem vierten Lebensjahr beobachtbar. Ab dann beginnt das Kleinkind, eigenes und fremdes Verhalten in Zusammenhang mit

Ursache und Wirkung zu verstehen. Es kann nun erkennen, dass den Reaktionen der anderen absichtsvolle mentale Prozesse zugrunde liegen. »Weil Papa wütend ist, wenn ich mit seinem Werkzeugkasten spiele, weiß ich, dass er es nicht will, dass ich an seine Sachen gehe. Also soll ich das nicht machen.« Die Absicht hinter Vaters Ärger wird vom Kind erkannt und hilft ihm zu erkennen, was es bedeutet, wenn der Vater laut wird. Dies hilft ihm in der Folge auch, sein eigenes Verhalten zu steuern. Die Entwicklung dieser kindlichen Mentalisierungsfähigkeit in Zusammenhang mit der Entwicklung des Selbst wird sehr differenziert bei Peter Fonagy, Psychoanalytiker und Bindungsforscher, dargestellt.[45]

Ab dem sechsten Lebensjahr kann das Kind seine Erfahrungen und Erinnerungen in einen zeitlichen und kausalen Zusammenhang bringen. Fonagy spricht dann vom »autobiografischen Selbst«. Das Kind versteht sich jetzt als Urheber und Akteur von sozialen und emotionalen Aktionen und kann nun auch verstehen, dass das Verhalten und die Reaktionen anderer Personen mit deren inneren Prozessen zusammenhängen. »Weil Mama glaubt, dass ich böse bin, haut sie mich.«

Das ist die Phase, in der sich das Skript auch mental, also kognitiv herausbildet und die Skriptglaubenssätze nicht nur körperlich und emotional gefühlt werden, sondern nun auch ihre kognitive, verbale Ausprägung bekommen.

Auf jeder Entwicklungsstufe ist das Kind damit beschäftigt, körperliche, emotionale und geistige Aspekte und Aufgaben zu bewältigen und so gut wie möglich zu integrieren. Es geht dabei ständig in aktive Resonanz mit seiner Umwelt. Das Kind ist also nicht einfach das Ergebnis seiner Konditionierungen, sondern reagiert jeweils individuell auf seine Umwelt. Die Eltern-Kind-Kommunikation ist ein ko-kreativer Prozess, in dem sich beide gegenseitig beeinflussen. Im Laufe der Entwicklung wird der Skriptentwurf an die sich erweiternden Realitäten, die das Kind erlebt, angepasst, bis das Skript seine endgültige Form erreicht hat. Persönlichkeitsstörungen und neurotische Muster entstehen, wenn bestimmte psychische Entwicklungsschritte gestört wurden, nicht gelernt werden konnten und auch in der weiteren Entwicklung nicht mehr nachgeholt wurden. Je früher und je massiver Entwicklungsschritte blockiert wurden, umso größer können die späteren seelischen Probleme werden.

Werden die Phasen gut durchlaufen und bekommt das Kind ausreichend positive Wertschätzung, Förderung und Erlaubnisse für seine Entwicklungsschritte, entstehen eher keine einschränkenden Skriptmuster.

Im Folgenden fasse ich typische Entwicklungsaufgaben der verschiedenen Entwicklungsphasen zusammen und orientiere mich dabei an der Entwicklungspsychologie von Erik Erikson, Lehranalytiker von Berne.[46] Es geht mir dabei vorrangig um seelisch-emotionale und soziale Entwicklungsthemen, die im Zusammenhang mit sich herausbildenden typischen Lebensskriptmustern stehen.

Erstes Lebensjahr: Urvertrauen entwickeln oder Urmisstrauen

Hier geht es für das Baby einfach erst einmal ums Sein und ums (Über-)Leben, einfach da sein und andere für sich sorgen lassen und sich auf andere verlassen können. Das eigene Wohlbefinden ist von anderen abhängig. Gleichwohl ist das Kind nicht passiv abhängig, sondern lernt mehr und mehr, seine Bedürfnisse anzumelden und auszudrücken. Reagieren die Eltern angemessen darauf, erlebt das Baby sich als wirksam. Es kann Vertrauen in andere entwickeln und sich auf Bindung einlassen. Es kann Berührung und körperliche Nähe als lustvoll und liebevoll erleben, wenn es dabei nicht erdrückt wird und die Eltern feinfühlig auf seine Nähebedürfnisse reagieren.

Mit den Erfahrungen der ersten Lebensmonate und -jahre wird die Basis für das Urvertrauen gelegt: Vertrauen in andere und in das Leben und damit auch der Kern für das Vertrauen in sich selbst. Vertrauen in sich selbst entsteht unter anderem dadurch, dass wir merken, dass wir selbst auf andere Einfluss nehmen können, damit die eigenen Bedürfnisse befriedigt werden. Diese Selbstwirksamkeit ist ein guter Schutz vor Ohnmachtsgefühlen, Versagens- und Verlassenheitsängsten.

Erfahrungen aus dieser frühen Phase werden eher als körperliche Erfahrungen und Erinnerungen gespeichert und drücken sich später dementsprechend auch in Körperreaktionen oder Körperhaltungen aus (zum Beispiel eingezogener Oberkörper). »Frühe Erfahrungen von mangelnder Fürsorge hinterlassen eine Art biologischen Fingerabdruck, indem sie das Muster verändern, nach dem Gene in späterer Zeit auf Umweltreize reagieren.«[47] So reagiert ein Mensch mit einer bestimmten frühkindlichen Prägung zum Beispiel auf Stress möglicherweise eher mit Depressionen als etwa mit Zorn oder verstärkter Anstrengung.

Diese frühen Bindungserfahrungen bilden sich in einem inneren Bild von Bindung ab, von »Ich in Bezug zum Du«. Der Kinderarzt und Bindungsforscher John Bowlby[48] nennt es »inneres Arbeitsmodell«. Aufgrund dieses inneren Modells werden später Beziehungen und Bindungen zu anderen bedeutsamen Menschen erlebt und gestaltet.

Die frühen Bindungserfahrungen haben nach Bowlby prägenden Einfluss auf spätere Beziehungen. Haben wir in der ersten Zeit unseres Lebens eine gute, sichere Bindung erlebt, können wir später als Erwachsene Vertrauen in andere Menschen aufbauen und uns auf Bindung einlassen. Haben wir als Kind die Bindung zu den Eltern als unsicher, unzuverlässig oder aber ambivalent erlebt, durften mal nahe sein, mal nicht, dann fehlt uns später dieses Urvertrauen, dass andere für uns da sein werden, dass wir uns auf sie verlassen können. Wir vermeiden dann eher feste Bindungen, um nicht enttäuscht zu werden, oder wir klammern uns besonders an, um uns die Nähe der anderen Person auf jeden Fall zu sichern.

Haben wir eine zu einengende, festhaltende Bindung erlebt, ein Vereinnahmtwerden, werden wir später enge Beziehungen und Bindungen meiden, um so unsere Autonomie zu schützen. Wir wissen dann vielleicht nicht, wie wir Nähe, Bindung einerseits und Autonomie und Freiheit andererseits gleichzeitig leben können bzw. miteinander vereinbaren.

Wichtig ist auch hier wieder, dass erst die kindliche Interpretation der erlebten Beziehungserfahrungen und Bindungsmuster ausschlaggebend ist für die spätere Beziehungsfähigkeit und Beziehungsgestaltung. Und die Interpretation des Kindes kann dem Entwicklungsalter entsprechend auch magisch, zwar kindlich-logisch, aber irrational sein.

Mögliche Einschränkungen und negative Skriptbotschaften, die das Baby erleben kann, sind:

- nicht erwünscht sein, das heißt, nicht da sein sollen,
- keine eigenen Bedürfnisse haben dürfen,
- nicht nahe sein dürfen,
- keine verlässliche Bindung bekommen,
- nicht vertrauen können.

6–18 Monate: Forscherdrang oder Ängstlichkeit

Fühlen Kleinkinder sich sicher gebunden, vertrauen sie also auf die zuverlässige Nähe ihrer Bezugspersonen, können sie beginnen, ihrem Forscherdrang nachzugehen und ihre kleine Welt zu erkunden. Alles Neue lockt, ist aber auch unsicher, und der vergewissernde Blick zur Bezugsperson gibt ihnen ein positives Signal, dass es in Ordnung ist, auszuprobieren und zu entdecken, oder eben auch nicht. Ihre Neugier und ihr Explorationstrieb helfen ihnen, sich in ersten Schritten aus dem sicheren Umfeld der Eltern hinauszubewegen. Eine erste Loslösung aus der Eltern-Kind-Symbiose beginnt.

Das Baby macht auch wichtige Erfahrungen mit Unwohlsein und Schmerzen, zum Beispiel bei Koliken und beim Zahnen: Wie wird damit umgegangen? Bekommt es liebevolle Fürsorge, hört es die beruhigende Stimme der Eltern, wird es mit Trinken beruhigt oder abgelenkt oder wird es ins Nebenzimmer abgeschoben, damit es nicht stört?

Skriptmuster, die in dieser Zeit entstehen können, sind:

- Ich bin nicht erwünscht.
- Ich darf nicht nahe sein, oder:
- Nähe engt ein.
- Ich soll möglichst keine eigenen Bedürfnisse haben.
- Ich soll nichts ausprobieren.
- Die Welt ist gefährlich.
- Ich soll immer bei Mama/Papa bleiben.
- Ich soll nichts allein machen.

2–3 Jahre: Autonomie entwickeln oder Scham und Zweifel erleben

Das Kind löst sich mehr und mehr aus der engen Symbiose, entwickelt seinen eigenen Willen, sagt Nein und trotzt. Es pendelt zwischen Macht und Ohnmacht, zwischen Hingabe, Anpassung und Rebellion und erprobt so seine Autonomie. Es braucht die Sicherheit, dass Eltern zuverlässig da sind und für Schutz und Grenzen sorgen, aber auch die Freiheit geben, sich auszuprobieren. Ziehen sich Eltern zu schnell zurück, erlebt das Kind das als Verlassenheit. Bleiben Eltern zu symbiotisch oder verwöhnend, entsteht im Kind leicht ein Erstickungsgefühl.

Das Kind beginnt Sprache zu benutzen, um sich und seine Bedürfnisse auszudrücken, und es lernt, eigene Gefühle zu benennen. Es ist auch die Zeit, wo das Kind zu spüren beginnt, welche Gefühle in seiner Familie erwünscht sind und welche nicht.

In dieser Phase der beginnenden Autonomie und selbst erlebten Identität ist das Kind besonders auf Bestätigung angewiesen, dass es o.k. ist, so, wie es ist. Beschämung und Sich-lustig-Machen über das Kind haben in dieser Phase starken Einfluss auf die Entstehung von Selbstunsicherheits- und Minderwertigkeitsgefühlen.

Skriptmuster, die in dieser Phase entstehen können (oder auch verstärkt werden):

- Ich darf nicht ich sein.
- So, wie ich bin, bin ich nicht o.k.

- Nähe gibt es für mich nicht, oder:
- Nähe engt mich ein.
- Ich darf nicht wachsen, soll klein bleiben.
- Ich darf nicht fühlen, was ich fühle.
- Ich soll keine eigenen Bedürfnisse haben.
- Ich soll nicht selber denken, oder: Ich bin dumm.
- Ich darf nicht wütend sein.

3–6 Jahre: Initiative und Eigenantrieb entwickeln oder Schuldgefühle bezüglich des eigenen Wollens

Das körperliche und soziale Tätigkeitsfeld der Kinder erweitert sich in dieser Phase erheblich. Es ist eine regelrechte »Forscherphase«: Die »Was«-Fragen erweitern sich zu »Warum«-Fragen. Das Sprachvermögen entwickelt sich rasant, die Wissbegierde scheint grenzenlos. Das Interesse am eigenen Geschlecht und dem der anderen zeigt sich deutlich. Kulturelle Prägungen bezüglich Mädchen- oder Junge-Sein spielen mehr und mehr eine Rolle, da der soziale Radius des Kindes meist nicht mehr nur auf die enge Familie beschränkt ist. Kinder wählen von sich aus Freundschaften, haben spontane Zuneigung. Sie lernen, sich mit dem eigenen Geschlecht wohlzufühlen, aber auch mit Personen des anderen Geschlechts. Im Idealfall gelingt die »Triangulierung«: Die Kinder erleben, wie sie gleichzeitig eine jeweils eigene gute Beziehung zu Mutter und Vater haben können und dass die Eltern diese Beziehung zu dem jeweils anderen Elternteil auch vertrauensvoll zulassen können, ohne zu konkurrieren und sich selber deshalb weniger geliebt zu fühlen. Dies ist meines Erachtens die wesentliche Entwicklungsaufgabe dieser Zeit, die unter dem Begriff »Ödipale Phase« sonst mehr in Bezug auf die Verarbeitung der sexuellen Hingezogenheit des Kindes zum gegengeschlechtlichen Elternteil als zentraler Entwicklungsaufgabe dargestellt wird.

Das kindliche Gewissen entwickelt sich und damit der Eltern-Ich-Zustand. Sind die Regeln und Disziplinierungen für das Kind in dieser Phase unangemessen rigide, wird dies seine Initiative und seinen Eigenantrieb bremsen. Es passt sich dann lieber an, um in seiner Familie dazuzugehören und um die notwendige Zuwendung zu bekommen. Es entwickelt Schuldgefühle, wenn es Eigenimpulse und eigene Bedürfnisse spürt, weil das den Zusammenhalt der Familie gefährden könnte.

So nimmt das Kind nun auch genauer wahr, welche seiner Gefühle erwünscht sind und welche nicht. Wie oft hört da womöglich ein kleiner Junge den Satz: »Ein Indianer kennt doch keinen Schmerz.« So lernt er, tapfer und stark zu sein, nicht zu weinen und seine Traurigkeit zu verbergen, um ein »richtiger Junge« zu werden und sich so Vaters Anerkennung zu holen. Da sagt ein Opa zu seiner Enkelin, als sie sich im kühlen Herbst ihre Schuhe nicht anziehen will: »Da wird der Opa aber ganz traurig!« Hört sie Ähnliches öfter, wird sie irgendwann wahrscheinlich Ärgerlich- und Traurig-Sein verwechseln. Sie spürt, dass Ärger in ihrer Familie nicht erwünscht ist, aber für das Traurig-Sein bekommt sie Zuwendung. So lernen Kinder, bestimmte Gefühle zu verdrängen und stattdessen mit »Ersatzgefühlen«[49] zu reagieren.

Spätestens in dieser Phase haben Kinder ihre existenzielle Grundposition entwickelt. Im positiven Falle ist es: Ich bin o.k. und du bist o.k. English betont, dass diese o.k.-o.k.-Grundposition des Kindes hier eher noch kindlich naiv ist und sich beim Erwachsenwerden entsprechend noch verändern muss in die Position: o.k.-o.k.-realistisch gesehen.[50] Häufig ist auch die Grundposition: »Ich bin nicht o.k., aber du bist o.k.« zu beobachten, auch im Sinne von »Ich bin nicht wichtig, aber du«. Im Trotzalter (sowohl im kindlichen als auch im pubertären) wechseln die Kinder aber auch ins Gegenteil: »Ich bin o.k., aber du nicht« (»Blöde Mama!«). Dies können wir begreifen als Schutzposition vor dem Erleben, bedeutungslos, ohnmächtig oder verzweifelt zu sein.

Typische Skriptmuster, die hier entstehen können oder verstärkt werden:

- Ich soll kein Mädchen / kein Junge sein.
- So, wie ich bin, bin ich nicht richtig.
- Gefühle sind bedrohlich.
- Gefühle darf ich haben, aber nicht zeigen.
- Ich soll nicht selber denken.
- Ich darf nicht gleichzeitig fühlen und denken.
- Ich darf/will nicht merken, was hier los ist.
- Ich darf nicht Kind sein.
- Ich darf nicht groß werden.
- Ich darf die Eltern nicht verlassen.
- Ich muss meine Eltern glücklich machen.
- Ich bin etwas Besonderes oder muss etwas Besonderes sein.
- Ich bin anders und gehöre nicht dazu.
- Ich bin allein.
- Ich bin böse, aber niemand soll das merken.
- Hier stimmt was nicht, aber keiner darf das merken.

7–11/12 Jahre, das Schulkind: Werksinn und Lerneifer oder Minderwertigkeitsgefühl

Kinder haben in dieser Phase einen gesunden Lerneifer, wenn sie nicht zu früh schon auf Leistung und Wettbewerb getrimmt werden. Sie wetteifern, um sich zu entwickeln und eine Einschätzung ihrer Kompetenzen zu bekommen, aber nicht, um andere auszustechen. Sie sind äußerst kreativ im Denken, und sie lernen auch Wertsysteme außerhalb der eigenen Familie kennen. So entwickeln sich ihr Gewissen und ihre Wertvorstellungen weiter. Sie lernen Selbstkontrolle auch aus eigenem Antrieb heraus, nicht nur, weil normsetzende Erwachsene anwesend sind. Sind bisherige Beziehungs- und Bindungserfahrungen einigermaßen positiv verlaufen, finden sie nun auch ihren Platz unter Freunden und in der Klassengemeinschaft, das heißt, sie fühlen sich zugehörig. Sie lernen, ihren Kompetenzen und ihrem Lernvermögen zu vertrauen, oder entwickeln Minderwertigkeitsgefühle und Versagensängste. Die Lernerfahrungen im ersten Schuljahr können vorhergegangene Minderwertigkeitsgefühle schnell verstärken oder auch mildern, je nachdem, wie das Kind sich in der Klasse und beim Lernen erlebt und welche Rückmeldungen es bekommt. Vor der ganzen Klasse ausgelacht zu werden kann sehr beschämend und entmutigend wirken. Auch die Fähigkeit, mit Konzentration und Eifer an einer Aufgabe dranzubleiben und Dinge zu Ende bringen zu können, wird in dieser Zeit gelernt und vertieft.

Skriptbotschaften, die hier verstärkt werden können, sind unter anderem:

- Ich schaff's nicht. (Oder: Ich schaff's nie!)
- Ich soll nicht so neugierig sein, nicht so dumm fragen.
- Ich bin zu blöd, zu ungeschickt.
- Ich gehöre nicht dazu.
- Ich bin anders (und damit allein).
- Die anderen verstehen mich nicht.
- Ich darf keine Fehler machen, sonst werde ich ausgelacht.
- Ich soll nicht erwachsen werden, oder:
- Ich muss schnell erwachsen werden.

Pubertät: Identitätsfindung oder Identitätsdiffusion

Hier geht es weiter um die Entwicklung der eigenen Geschlechtsidentität, das Annehmen der eigenen Geschlechtsrolle und das Sich-darin-Ausprobieren. Das Vertrauen in eigene Kompetenzen und ins Lernen-Können wird weiter auf die Probe gestellt: Die Jugendlichen schwanken zwischen Größenfantasien und Ohnmachtsgefühlen, bis sie in ihrem Selbstwert stabil geworden sind. Sie pendeln zwischen Nähe und Distanz, zwischen Kind-Sein und Erwachsen-Sein hin und her. Sie wollen sich ablösen und ihre Autonomie leben, ohne die Zugehörigkeit zu verlieren.

Es kann vorkommen, dass Jugendliche alle ihre bisherigen Skriptglaubenssätze über Bord werfen, um auszuprobieren, wie es ist, ganz anders zu sein. »Jetzt zeig ich denen mal, wie ich wirklich bin – oder wie ich auch sein kann!« Die Rebellion der Heranwachsenden gegen die Eltern oder gegen das Bild, das die Eltern von ihnen haben, treibt mitunter bunte Blüten. Wir sprechen hier vom Antiskript.

Um eigene Unsicherheiten und Zweifel zu verbergen, wechseln Jugendliche in dieser Phase öfter von der existenziellen Grundposition »Ich bin nicht o. k. – du bist o. k.« ins Gegenteil: »Ich bin o. k., aber die Eltern/Lehrer nicht.« Ich erinnere mich an einen Jungen, der ein T-Shirt mit der Aufschrift »Ich bin scheiße – du bist schuld« trug. Vermutlich lautete sein Ursprungsskript aber: »Ich bin scheiße – und bin selber schuld!«

In dieser Entwicklungsphase werden alle Entwicklungsthemen noch mal wiederholt (Urvertrauen, Bindung, Loslösung, Selbstständig-Werden, Vertrauen in eigene Kompetenzen, gerne ein Mädchen oder Junge sein). Dabei können fehlende positive Erfahrungen nachgeholt werden. Es können aber auch negative Grunderfahrungen und damit bisherige Skriptmuster bestätigt werden.

Erste sexuelle Beziehungserfahrungen können – wenn sie problematisch und sehr enttäuschend waren – frühere Skriptmuster verstärken oder erweitern, zum Beispiel:

- So, wie ich bin, bin ich nicht o. k.
- Es ist nicht o. k., ein Junge oder ein Mädchen zu sein.
- Ich soll nicht erwachsen werden.
- Nähe ist gefährlich.
- Ich darf nicht sexuell sein.
- Meine Bedürfnisse zählen nicht.
- Ich gehöre nicht dazu.
- Keiner versteht mich.

Wofür waren Lebensskriptmuster einmal nützlich?

Die einschränkenden Lebensskriptmuster sind als kluge Überlebensstrategien des kleinen Kindes zu verstehen, um in seiner Familie zurechtzukommen. Das bedeutet Verschiedenes: Skriptglaubenssätze helfen Kindern, sich in ihrer kleinen Welt zu orientieren; sie kennen sich aus, weil sie ihr inneres Bild, ihre Erklärungen haben für das, was um sie herum und mit ihnen passiert. So können sie mit ihrer Unsicherheit und Angst vor so viel Neuem und Unüberschaubarem besser zurechtkommen. Ihre Skriptmuster zeigen ihnen, wie sie sein müssen, um auf ihren Platz in ihrer Familie zu passen. Außerdem helfen sie ihnen dabei, die notwendige Aufmerksamkeit und Zuwendung zu bekommen. Da das Bedürfnis nach Zugehörigkeit – und damit auch nach dem Zusammenhalt der Familie – für das Kind existenziell und fundamental ist, opfert es eigene Bedürfnisse und mitunter auch seine eigene Wahrnehmung, um die der Familie zu übernehmen: Hauptsache, es darf da sein und dazugehören.

Die Skriptmuster schützen das Kind auch vor Konflikten mit den Eltern und damit vor Schmerz und Enttäuschungen. Das Kind, das die Botschaften der Eltern – meist ungefiltert – introjiziert hat, vermeidet damit Auseinandersetzungen mit diesen, weil es sich deren Sichtweise und Anweisungen zu eigen gemacht hat. Es hat ja noch keine ausreichende Fähigkeit, den Realitätsgehalt der elterlichen Botschaften zu reflektieren und zu überprüfen.

Ein vierjähriger Junge hört von der Mutter öfter: »Wenn der Papa im Arbeitszimmer ist, darfst du ihn nicht stören. Du musst warten, bis er rauskommt. Dann kannst du ihn fragen, ob er mit dir spielt.« Die Botschaft: »Du darfst Papa nicht stören. Du musst warten! Papa ist wichtiger.« Der Sohn erlebt aber, wie die Mutter öfter zum Vater ins Arbeitszimmer geht. Wie erklärt er sich, dass sie das darf? »Die Großen sind wichtiger, Mama ist wichtiger als ich, ich bin nicht so wichtig!« Mit diesem Satz »Ich bin nicht so wichtig« hat der Junge seine Erklärung und damit eine Orientierung für seine Zukunft.

Gleichzeitig – und das ist wichtig, um Skriptsätze auch als Schutzmechanismus zu verstehen – braucht er nun nicht mehr jedes Mal seine Enttäuschung zu spüren, wenn er nicht zum Papa darf. Er kann mit dieser Erklärung seine Enttäuschung und seinen Ärger auf Mama und Papa in Schach halten bzw. verdrängen. Denn wenn er seinen Ärger ausdrücken würde, wäre er ja wiederum lästig und würde sich außerdem weitere Ablehnung einhandeln.

Die Skriptmuster helfen also auch, die ursprünglichen Enttäuschungen, Schmerzen, Ärger und Ängste nicht mehr fühlen zu müssen. Stattdessen helfen die erlernten Ersatzgefühle, als Ausgleich doch noch Aufmerksamkeit zu bekommen. Fühlt sich ein Kind zum Beispiel schuldig oder schämt es sich (statt zornig zu sein), so kann es sich wieder zugehörig und angenommen fühlen, wenn die Eltern dann sagen: »Ist doch nicht so schlimm.«

Skriptmuster dienen dem Kind also in erster Linie dazu, sich das Verhalten seiner Eltern als »richtig« zu erklären und sich so ein positives Bild von ihnen bewahren zu können. Es hat ja nur diese eine Mutter, diesen einen Vater, die es lieben will – auch um den Preis des Verzichts.

Die Psychodynamik des Skriptgeschehens

Das Zusammenspiel von intra- und interpersonellem Skriptgeschehen und die sich entwickelnde Psychodynamik will ich an einem Beispiel verdeutlichen.

Der bereits weiter oben beschriebene Junge, der sich entschied, nicht so zu werden wie der Papa und der große Bruder, nämlich laut und jähzornig, hatte als Kind gespürt, dass Zornigsein sich nicht gut anfühlt und die Mama das auch nicht mag (*Zuschreibung* durch die Mutter: »Du bist auch so jähzornig wie dein Vater«, und nonverbal dazu vermittelt: So mag ich dich nicht = *Einschärfung*: Du bist nicht o. k., so wie du bist).

Die kindliche Schlussfolgerung des Jungen war logischerweise:

Wenn ich ein lieber und stiller Junge bin, hat die Mama mich lieb. Also traf er damals für sich eine klare *Entscheidung*, die allerdings weitreichende Folgen hatte: Von nun an musste er seine Aggressionen abwehren und verdrängen.

Er bekam Anerkennung und besondere Zuwendung von der Mama, wenn er brav war, schön spielte oder mit einem Bilderbuch zum Anschauen neben ihr auf dem Sofa saß. (*Verstärkung* seiner Skriptentscheidung durch *Strokes* von der Mutter). Er folgte also der mütterlichen Anweisung: Sei ein stiller Junge. Damit machte er es der Mutter recht = *Antreiber* »Mach's anderen recht«.

Der Junge wurde erwachsen. Nach wie vor mochte er laute und aggressive Menschen nicht, fühlte sich in ihrem Beisein auf unbestimmte Weise unwohl und mied sie in der Folge. Sein innerlicher *Bezugsrahmen*, geprägt von seinem Skript, lautet: Laute und aggressive Menschen sind nicht ganz o.k. Die Menschen sollen doch friedlich miteinander umgehen. Man muss sich doch beherrschen können (*Antreiber*: »Sei stark«). Konflikte und Auseinandersetzungen mit anderen Menschen mochte er gar nicht und ging ihnen folglich aus dem Weg (Vermeidung als *Skriptverhalten*).

Das Motto dieses Mannes und damit seine *Trübung* war: »Man muss doch alle Konflikte friedlich lösen können.« Oder: »Wenn die Leute sich selber nicht immer so wichtig nehmen würden, gäbe es viel weniger Streit und Neid und Hass«. Harmonie mit anderen Menschen, vor allem mit seinen Freunden und mit seiner Frau, war ihm stets wichtiger als die Durchsetzung eigener Bedürfnisse. So half er anderen gern und war im Freundeskreis sehr beliebt. Diese Hilfsbereitschaft ist natürlich gleichzeitig auch eine soziale Kompetenz und Ressource. Wann immer irgendwo Hilfe gebraucht wurde, sprang er ein, allerdings ohne zu überlegen, ob es gerade auch für ihn selbst passte. Es war ihm nicht bewusst, wie sehr dieses Verhalten durch sein Lebensskript geprägt war. Allerdings fühlte er sich mit der Zeit irgendwie erschöpft und leer, mitunter auch ausgenutzt. Er hatte aber immer so viel Verständnis für die anderen, dass er sich zunächst nicht darüber ärgerte. Er litt nur unter zunehmenden körperlichen Verspannungen im oberen Nackenbereich (*skriptgebundene Körperreaktionen* als Niederschlag seiner Skriptentscheidungen und Antreiber).

Der verdrängte Ärger sammelte sich (wie *Rabattmarken*), der Mann wurde immer unzufriedener, und irgendwann brach es aus ihm heraus. Ein kleiner Disput mit einem Freund reichte, dass er richtig laut wurde und diesem vorwarf, dass es immer nur um die anderen gehe und keiner auf ihn Rücksicht nehme. Die Reaktion des Freundes: »So kenn ich dich gar nicht, ich dachte, du bist mein Freund, warum bist du plötzlich so aggressiv zu mir!«, traf den Mann bis ins Mark. Seine Grunderfahrung von früher wurde wieder aktiv: »Wenn ich laut bin, mag man mich nicht!« Er entschuldigte sich gleich vielmals bei seinem Freund. Er war selbst erschrocken über sich und seinen Zornesausbruch. Das nachfolgende *Nicht-o. k.-Gefühl* war ihm wohlvertraut, es fühlte sich nicht gut an, aber das kannte er ja nur zu gut von früher. So nahm er diese Situation als *verstärkende Erinnerung*, die ihm seinen Skriptglaubenssatz (»So, wie ich bin, bin ich nicht o. k.«) wieder einmal bestätigte.

Der Mann hätte auch anders reagieren können:

- Er hätte reflektieren können, dass sein Freund wohl gerade einen Wutausbruch abbekommen hat, der in seiner Stärke nicht zur Situation passte, und deshalb so überrascht war.
- Er hätte auch denken können, dass es bei guten Freunden kein Problem ist, mal ärgerlich zu sein bzw. mal aus der Haut zu fahren und auch damit gemocht zu werden.
- Er hätte diesen Vorfall auch zum Anlass nehmen können, über sich nachzudenken und darüber, warum ihn sein Zornausbruch so belastet.

Dieses Beispiel soll verdeutlichen, wie Menschen ihre Lebensskriptmuster nicht nur in sich selber tragen und innerlich spüren, sondern wie sie in ihrem Verhalten nach außen auch andere mit einbeziehen – meist unbewusst – und die Reaktionen der Umwelt dann so interpretieren, dass sie zum eigenen Muster passen. Unsere Wahrnehmung ist also durch unsere Skriptglaubenssätze getrübt. Was nicht dazu passt, wird ausgeblendet und/oder abgewertet.

In Paarbeziehungen wird oft deutlich, dass die unbewussten Lebenspläne beider Partner zueinander passen bzw. sich ergänzen und der jeweils andere die komplementäre Rolle spielt. Die unbewusste Anziehung sorgt dafür, dass sich beide ihre Muster bestätigen können oder dass ihre Sehnsucht auf Erlösung durch den anderen erfüllt wird.

Der unbewusste Lebensplan kann also so weit führen, dass gewisse Situationen und Erlebnisse so ausgelegt werden, dass sie zum Skript passen und es bestätigen. Mehr noch: Situationen werden unbewusst sogar so arrangiert oder inszeniert, dass sie die alten Muster erneut bestätigen. Diese *Re-Inszenierung* hat einen doppelten Zweck: Einerseits besteht die Hoffnung auf Erlösung, also dass es diesmal gut ausgeht, andererseits die Befürchtung, dass es so sein wird wie immer: dass die *sich selbst erfüllende Prophezeiung* wieder eintritt. »Skripts gehören in das Reich der Übertragungsphänomene. Es sind Abkömmlinge, genauer Abwandlungen kindlicher Reaktionen und Erlebnisse … das Skript ist ein Versuch, in abgewandelter Form ein ganzes Übertragungsdrama zu wiederholen.«[51]

Das Befolgen von *Antreibern* – den *Gegeneinschärfungen* – verleitet aufgrund der dadurch erhaltenen Anerkennung zu dem Glauben, seinem Skriptmuster nun entkommen zu können. Das ist allerdings nur ein scheinbarer Ausweg.

Haben wir beispielsweise das Muster »Ich bin nicht so wichtig«, dann folgen wir gern dem Antreiber »Mach's anderen recht«. Dadurch sind wir anderen zugetan, kümmern uns um deren Bedürfnisse und sichern uns so einen wichtigen Platz bei ihnen. Wir können uns dadurch wichtig fühlen bzw. bekommen von anderen Bestätigung. Allerdings gibt es ein »Aber«: Wenn wir es den anderen nicht mehr recht machen, sondern uns um unsere eigenen Bedürfnisse kümmern, dann gelten wir plötzlich als egoistisch, ernten Ablehnung oder Empörung. Schnell fühlen wir uns dann unwohl und stellen fest: »Meine Bedürfnisse sind ja doch nicht so wichtig wie die der anderen.« Der Kreislauf hat sich wieder geschlossen.

Das *Gegenskript*-Verhalten stellt also keinen wirklichen Ausweg dar. Auch das angestrengte Bemühen, uns zu beweisen, dass unser Skriptmuster nicht stimmt, kann uns in die Irre führen. Wollen wir uns – und den anderen – beweisen, wie wichtig wir sind, dann werden wir uns daraufhin entschließen, dafür zu kämpfen. Wir fordern unsere Rechte ein, wollen, dass wir endlich ernst genommen werden, und achten sorgfältig darauf, dass dies auch geschieht. Doch bei jeder kleinsten Enttäuschung können wir in unser altes Muster zurückfallen: »Ach ja, ich hab es ja doch gewusst, es geht gar nicht um mich, die anderen sind ja doch wichtiger!« Solange wir versuchen, uns zu beweisen bzw. die Beweise von den anderen einfordern, dass das alte Muster doch nicht stimmt, sind wir noch darin gefangen.

So kann ein sich selbst ständig verstärkender *Skript-Kreislauf* entstehen: Durch unser Skriptmuster nehmen wir Situationen eingeschränkt oder getrübt wahr. In der Folge interpretieren wir die Situationen und das Verhalten der anderen entsprechend unseren früheren Erfahrungen. Wir reagieren dann mit unserem gewohnten Verhalten, unseren alten Mustern (Maschen). Gleichzeitig bestätigen wir uns unsere Skriptglaubenssätze damit wieder. Erskine nennt dies »Skriptzirkel« bzw. »Maschensystem«.[52]

Lebensskriptmuster sind in neuronalen Netzwerken festgeschrieben. Je öfter sie aktiviert werden, desto mehr verfestigen sie sich. Veränderungen brauchen deshalb geduldiges und beharrliches Üben.

Wie sich Skriptmuster bei Erwachsenen zeigen

Der unbewusste Lebensplan zeigt sich verschlüsselt als ein »Gemisch« aus Denken, Fühlen und Verhalten. Erst eine differenzierte Reflexion bzw. Analyse macht erkennbar, ob es sich tatsächlich um skriptgebundenes Denken, Fühlen und Verhalten handelt. Der jeweilige Kontext, auch der kulturelle und gesellschaftliche, ist dabei mit zu berücksichtigen, ebenso wie der eigene Bezugsrahmen des Beobachters bzw. Therapeuten.

Skriptmuster können sich auf kognitiv-verbaler, emotionaler und körperlicher Ebene zeigen. Bestimmte *Formulierungen* können auf Skriptgeschehen hinweisen. Das sind vor allem solche kleinen Wörter wie: »nie«, »immer«, »jemals«, »typisch«, »keine Ahnung«, »was weiß ich …«. Hinweise geben auch die sogenannten Ersatzgefühle, also der Situation nicht angemessene, erlernte und meist starr und übertrieben gezeigte Gefühlsreaktionen, die nicht hilfreich sind, um die Problemsituation wirklich zu lösen.

Körperreaktionen als Skriptsignale kommen vor allem aus dem Bereich des autonomen Nervensystems: Erröten, Zittern, den Atem anhalten, laut schnaufen oder seufzen, nervöses Kratzen, die Haare um den Finger wickeln, die Hände in den Ärmeln des Pullovers verstecken, mit dem Fuß wippen, die Hände ballen, auf Lippen oder Nägel beißen, den Kopf einziehen und sich ducken oder den Oberkörper aufblasen und die Nase in die Luft strecken, den Kopf zur Seite drehen, die Augen verdrehen, den Blick senken, Blickkontakt meiden, den Finger vor den Mund legen und vieles mehr.

Das beobachtbare Verhalten eines Menschen mag für andere auffällig, unangemessen und unverständlich sein, dysfunktional in Bezug auf die jeweilige Situation. Der Betroffene erlebt sein Verhalten möglicherweise selbst als unpassend oder leidvoll, ohne jedoch anders zu können. Mit ihrem skriptgebundenem Verhalten verwickeln Betroffene andere in ihre Beziehungs- und Konfliktmuster und provozieren damit ein vorhersagbares ungutes Ende. Berne nannte diese Muster »Spiele der Erwachsenen«.[53]

Skriptmuster können sich in Fantasien, Tag- und Nachtträumen zeigen und natürlich auch in den Reaktionen auf Stresssituationen. Stresssituationen rufen unsere Skriptmuster schnell hervor bzw. triggern sie an, denn diese Muster sind unsere früh erlernten Reaktionen auf konflikthafte Stresssituationen in der Kindheit und sind damit ein erprobtes Mittel, das als neuronales Netzwerk gespeichert ist.

Wenn Probleme und konfliktbeladene Situationen nicht im Hier und Jetzt geklärt werden, sondern der zugehörige Ärger, die Enttäuschung oder Traurigkeit zurückgehalten werden, stauen sich bestimmte Gefühle an. So werden »Rabattmarken« gesammelt. Die aufgestauten Gefühle werden dann bei passender oder unpassender Gelegenheit den Gesprächspartnern an den Kopf geworfen, und durch deren überraschte und verständnislose Reaktionen werden die eigenen Skriptglaubenssätze und alte Gefühle wieder einmal bestätigt. So kann auch das »Sammeln und Eintauschen von Rabattmarken« auf Skriptgeschehen hinweisen.

Analyse der Lebensskriptmuster

Es gibt in der Transaktionsanalyse viele Übungen und Skriptfragebögen, mit denen Berne und seine Nachfolger gearbeitet haben, um die Muster ihrer Klienten zu entziffern, etwa die T-Shirt-Übung, die Fantasie bezüglich der eigenen Beerdigung und der Grabsteininschrift, Fragen an imaginierte Eltern und die Arbeit mit Kindergeschichten und Märchen.[54]

Aus meiner jahrzehntelangen Erfahrung mit der Transaktionsanalyse erlebe ich es am effektivsten, wenn Klienten in einer kleinen Gruppe ihre Lebensgeschichte erzählen können. Dieses erzählte Narrativ (ein Baustein einer lebenslangen Geschichte), wie es im Moment der aufmerksamen Begegnung und des intensiven Zuhörens entsteht, drückt so viel mehr aus als durch Fragebögen erhobene Daten und Erinnerungen. Während die Klienten ihre wichtigsten biografischen Erinnerungen noch einmal Revue passieren lassen, erleben sie, wie die Zuhörenden Anteil nehmen und emotional mitschwingen. Diese emotionale Resonanz wirkt wie eine korrigierende »Affektspiegelung«. Sie kann ihnen helfen, ihre eigenen ursprünglichen Reaktionen zu überprüfen, zuzulassen und so ihre in der Zeit der Skriptentstehung unterdrückten Reaktionen und Gefühle neu wahrzunehmen.

Im Zuhören und Wahrnehmen mit allen Sinnen wird auch etwas

von dem spürbar oder erahnbar, was der Klient weglässt oder schnell übergeht, was aber bedeutungsvoll ist.

Das können zum Beispiel solche kleinen Kommentare sein wie: »Ach ja, das war halt einfach so«, »Das ist doch normal«, »Im Vergleich zu anderen hatte ich es doch gut«, »Ich habe es meinen Eltern nicht leicht gemacht« oder »Ich war eben ein schwieriges Kind«.

Wenn Klienten ihre Kindheitsgeschichte erzählen, reicht es nicht aus, nur zu fragen »Was ist da passiert?«, »Was haben deine Eltern gemacht?«, »Was hast du dann gemacht?«.

Wesentlich sind die Fragen:

- **Wie hast du das erlebt, was hast du da gedacht und was hast du da gefühlt?**
- **Welche Schlussfolgerungen hast du daraus gezogen?**
- **Was hast du daraufhin innerlich beschlossen?**
- **Wie sind deine Eltern mit dir umgegangen?**
- **Was passierte, wenn du traurig, ängstlich, wütend oder hilflos warst?**
- **Was passierte, wenn du glücklich warst?**
- **Warst du willkommen?**
- **Haben sich deine Eltern geliebt, waren sie glücklich?**
- **Durftest du wissen, was in der Familie los war, oder gab es Tabus?**
- **Wie haben sie dir die Welt erklärt?**
- **Auf wessen Schoß bist du gekrabbelt, wenn du Zuwendung brauchtest?**
- **Wo hast du Vertrauen und Liebe bekommen, und wie sah diese aus?**

Zum Erzählen wichtiger Ausschnitte aus der früheren Lebensgeschichte, vor allem bis zum Alter von sieben Jahren, hilft es, nicht nur auf der kognitiv-verbalen Ebene zu bleiben. Auch Bilder und Metaphern sind wichtige Erinnerungen, nicht nur die in Sprache gefassten. Aufschlussreich kann sein, die Klienten ein Familienbild zeichnen oder malen zu lassen mit den Personen, die damals am wichtigsten für sie waren. Oder sie malen das Haus/die Wohnung, wo sie aufgewachsen sind, und da hinein die wichtigen Bezugspersonen. Interessant ist nicht nur, wen sie alles dazuzeichnen, sondern auch, wo sie sich selbst platzieren. Häufig spielen auch Großeltern und andere Verwandte eine wichtige Rolle und gehören daher mit ins Bild.

Ich lasse Klienten immer auch Fotos von sich als Kind mitbringen. Schon der Prozess des Auswählens der Fotos und wie sie diese kommentieren, zeigt viel von ihrer kindlichen Erlebniswelt. »Ich habe mich als Kind oft traurig gefühlt, aber komisch: Auf allen Fotos lache ich!«, und umgekehrt: »Ich glaube, ich hatte eine sehr glückliche Kindheit, aber auf den Fotos schaue ich überall so ernst.«

Arbeit mit imaginierten Begegnungen mit den Bezugspersonen von früher

Es geht darum, in Gedanken zu den Orten der Kindheit zurückzugehen, sich das Haus, die Wohnung von früher wieder vors innere Auge zu holen. Die Klienten können sehen, wo ihr Platz in dieser Wohnung war, ob sie überhaupt einen eigenen hatten. Vielleicht war ihr Lieblingsplatz auch draußen auf der Schaukel oder in einem Baum versteckt. Ich lasse die Klienten sich vorstellen, wie sie an ihrem Lieblingsplatz oder im Versteck sitzen und die Eltern einzeln zu ihnen kommen. Wie sehen diese aus, wie schauen sie das Kind an? Ich gebe Fragen vor, die sie den Eltern in der Fantasie je einzeln stellen können.

Dies könnten zum Beispiel folgende Fragen sein:

- **Mama, was geschieht im Leben mit Leuten wie mir?, oder: Was wird mal aus mir?**
- **Wie ist mein Platz und wie muss ich sein, um darauf zu passen?**
- **Was ist meine Aufgabe?**
- **Was muss ich tun oder wie muss ich sein, um im Leben zurechtzukommen?**
- **Was magst du an mir besonders?**
- **Was magst du an mir nicht?**

- **Was darf ich auf keinen Fall?**
- **Was brauchst du – Mutter/Vater – selbst, was fehlt dir in deinem Leben? Womit bist du unglücklich?**

Klienten können auch selbst Fragen formulieren, die sie ihren Eltern gerne gestellt, sich früher aber nie zu stellen getraut hätten. Interessant ist in der Nachbesprechung natürlich, wie sie die Eltern erlebt haben, wie sie sich bei Vater, Mutter oder anderen wichtigen Personen gefühlt haben. Auch die erlebte Beziehungsqualität ist bedeutsam.

Die Klienten sollen viel Zeit haben, in ihrer Fantasie auch die Antworten der Eltern wahrzunehmen oder zu imaginieren. Oft sind es typische und erwartete Antworten, manchmal erleben sie aber auch Überraschungen, die ihnen zu denken geben. Und auch wenn die Eltern gar nichts zu den Fragen sagen, kann das ja dazu passen, wie es früher war.

Arbeit mit Geschichten und Märchen

In Symbolen und Metaphern wie auch in Geschichten hat unser Selbst, unsere Physis ebenso wie unser Skript die Möglichkeit, sich gleichzeitig zu zeigen und zu verbergen.

Ein in der Transaktionsanalyse beliebtes und typisches Mittel zur Analyse von Skriptmustern ist die Arbeit mit Geschichten und Märchen. So fragte Berne seine Klienten gern nach deren *Lieblingsmärchen* aus ihrer Kindheit. Wir finden bei ihm schon eine Reihe eigener Interpretationsmöglichkeiten zu einigen Skript-Märchen wie etwa *Rotkäppchen* oder *Dornröschen*. English hat in der Folge die *3- bzw. 4-Geschichten-Technik*[55] ausgearbeitet, die heute oft von Transaktionsanalytikern benutzt wird.

Ich arbeite gern mit drei Geschichten: Die Klienten sollen ein Märchen auswählen und aufschreiben, das sie aus ihrer Kindheit erinnern. Meist ist das erste Märchen, das ihnen einfällt, das »richtige«. Da nicht mehr alle Klienten als Kinder Märchen erzählt oder vorgelesen bekommen haben, dienen auch Kinderbücher als passende Identifikationsmöglichkeit. Es geht jedenfalls um eine Geschichte, die die

Klienten früher irgendwie angesprochen hat. Mitunter wollen Kinder ja auch ihre Lieblingsgeschichte immer und immer wieder hören.

Die zweite Geschichte, deren Inhalt kurz schriftlich zusammengefasst werden soll, kann ein Buch, ein Roman, eine Kurzgeschichte, ein Film oder Musical etc. sein, das die Klienten in der Zeit der Pubertät gelesen oder gehört haben und das sie beschäftigt oder fasziniert hat – egal, ob die Geschichte schön oder schrecklich war.

Die dritte aufzuschreibende Geschichte sollte etwa aus den letzten zwei Jahren als Erwachsener stammen (aber keine ganz frische aus den letzten Wochen sein): Welches Buch oder Theaterstück, welcher Roman oder Film hat die Klienten da angesprochen, fasziniert oder berührt?

Berne meinte, dass Kinder Märchen und Mythen auswählen, mit deren Helden oder tragischen Figuren sie sich identifizieren, um danach ihr Skript zu schreiben. Er war vor allem von den griechischen Mythen angetan und glaubte, dass sie gute Vorlagen für Lebensskriptmuster abgaben.

Meiner Ansicht nach gibt es dafür mehrere Gründe. Zum einen sind Kinder fasziniert von Märchen und Geschichten, in denen sie sich selbst wiederfinden können, und wählen sie deshalb aus. Zum anderen bieten die Geschichten den Kindern ein Denkmodell und mögliche Hinweise, wie das Leben für jemanden weitergehen kann, der so ist wie die betreffende Märchenfigur. Die Geschichten bieten also kindliche Antworten auf die Fragen »Wie bin ich?«, »Wie sind die anderen?«, »Wie ist die Welt, wie ist mein Platz darin und wie muss ich sein, um auf diesen Platz zu passen oder um meine Aufgabe zu erfüllen?«. Und sie geben den kindlichen Sehnsüchten Nahrung – unabhängig davon, ob diese darin erfüllt werden oder nicht.

In allen Märchen und Mythen der Weltliteratur sind allgemein menschliche Lebens- und Entwicklungsthemen wiederzufinden.

Wenn Klienten ihre Märchen und Geschichten vorlesen – nachdem sie zuvor ihre Kindheitserinnerungen erzählt haben –, werden diese anders und neu gehört: Vor dem Hintergrund der Lebensgeschichte erscheint das Märchen nun überraschend als Abbild der inneren Bilder, Erklärungen, Ängste und Sehnsüchte des damaligen Kindes.

Klienten sind beim Vorlesen ihrer Geschichten oft überrascht, sehr berührt und den Tränen nahe. Sie sind in diesem Moment offen und verletzlich, denn sie haben damit etwas aus ihrem Kindheitserleben gezeigt, ohne es selbst schon ganz zu verstehen und ohne es unter Kontrolle zu haben. Daher ist es sehr wichtig, dass an dieser Stelle keine schnellen Interpretationen seitens der Zuhörenden – des Therapeuten sowie der Gruppenteilnehmer – kommen. In diesem Moment erhält der Klient Zugang zu sich, seinem inneren Kern, seinen zum Schutz verdrängten authentischen Gefühlen und Bedürfnissen. Sein Kind-Ich, der »kleine Professor«, die Physis als das eigene Selbst, kann wieder angenommen und nun integriert werden. Tränen, die hier oft geweint werden, sind Tränen, die die Klienten zu sich selbst führen. Sie erkennen sich selbst und fühlen sich erkannt. Sie brauchen sich nicht mehr zu verbergen, sondern können sich annehmen lassen, so wie sie sind – mit allem, was war und ist –, und so können sie sich nun auch selber annehmen lernen. Die Eigenliebe darf wieder fließen, was für manche Menschen allerdings noch ein weiter Weg sein kann.

Zunächst einmal geht es darum, seinem sich nun zeigenden Lebensplan ins Auge zu schauen und ihn in Worte zu fassen: Das ist das Bild, das ich mir damals gemacht habe, von mir, den anderen, dem Leben allgemein und wie ich am besten durchkomme oder was ich tun muss, um geliebt zu werden. Auch wenn in dem Kapitel »Wie setzt sich ein Lebensskript zusammen?« typische Skriptbotschaften und Antreiber genannt wurden: Diese sind nur »Arbeitsbegriffe«. Die Klienten selbst dürfen und sollen eigene Worte für ihre Skriptglaubenssätze und ihre früheren Skriptentscheidungen finden. Sie sind damit nicht mehr unbewusst oder nur »gefühlt«, sondern werden greifbar und damit handhabbar. Klienten können mit dieser erarbeiteten »Liste« sich selbst besser verstehen und auch erkennen, wenn sie wieder einmal in alte Muster zurückfallen.

Auflösung von Lebensskriptmustern

Wie bereits beschrieben, ist schon das Erkennen der eigenen unbewussten Muster der erste wichtige Schritt. Dabei sind alle drei Ich-Zustände des Klienten gefordert und aktiv. Schon im Sich-selbst-Zuhören beim Erzählen der eigenen Geschichte und in der emotionalen Resonanz durch die anderen Klienten und den Therapeuten finden eine Entlastung und eine korrigierende Erfahrung statt. Durch die emotionale Resonanz der anderen kann der Klient zu einer neuen Bewertung seiner erlebten Geschichte kommen. Die wertschätzende Annahme der eigenen Wirklichkeit bringt die Achtung vor sich selbst zurück. Der Klient kann sich selbst seinen Wert wiedergeben, indem er versteht, wie klug und kreativ er als Kind gefühlt, gedacht und gehandelt hat.

An die Stelle der alten Skriptglaubenssätze treten neue, förderliche Sichtweisen und Erlaubnisse. Die Klienten können sich und andere neu sehen (lernen). Sie können ihr Inneres Kind und dessen Bedürfnisse entdecken, die es früher vielleicht verbergen oder aufgeben musste.

Ein wichtiger therapeutischer Baustein an dieser Stelle ist es, die Klienten entdecken und spüren zu lassen, was sie sich damals als Kind wirklich von ihren Eltern, von Vater und Mutter, gewünscht hätten. Was hätten sie gerne von ihnen gehört? Was hätten sie sich gewünscht, dass diese mit ihnen machen? Es ist sehr berührend zu erleben, wie der Zugang zu den kindlichen Bedürfnissen sich öffnet und die Klienten ihre kindlichen – nicht erfüllten – Bedürfnisse beschreiben:

Auch wenn nicht alle Bedürfnisse im Leben erfüllt werden können, auch im Nachhinein nicht, ist es heilsam, sie sich einzugestehen, sie überhaupt zu kennen und auszusprechen. Das Kind-Ich in uns, unser innerer Kern, unsere »Physis«, geben uns die Energie und den Mut dazu, in neuem Kontakt mit uns selbst und unseren Bedürfnissen zu sein und uns damit auch zu zeigen. Die Physis, diese schöpfe-

- **Mama, lach doch mal mit mir!**
- **Sag mir doch, was hier los ist!**
- **Schrei nicht immer so laut, das macht mir Angst.**
- **Spiel mit mir und lies mir eine Gute-Nacht-Geschichte vor.**
- **Papa, wirf mich in die Luft und fang mich wieder auf!**
- **Erzähl mal was von früher!**
- **Geh mit mir in den Wald und mach mal was Verrücktes mit mir!**
- **Zeig mir, wie man Fische fängt.**
- **Mach doch mal was nur mit mir ganz allein.**
- **Papa, sag doch mal, dass du stolz auf mich bist.**
- **Mama, sag doch mal, dass ich schön bin.**
- **Nehmt mich bitte einfach mal in den Arm.**
- **Sagt doch mal, dass ihr mich lieb habt.**

rische Wachstumskraft, kann uns dabei helfen, die Skriptgebundenheit zu überwinden.

Klienten können ihre Skriptglaubenssätze überprüfen und entdecken, dass es auch ganz andere, neue Sichtweisen gibt. Sie können erfahren, wie schön es ist, ein Mann oder eine Frau zu sein, wie gut sich Nähe anfühlen kann, wenn sie sie selbst gestalten können.

Das Überprüfen und »Neu-Schreiben« ihrer Skriptsätze im Sinne von Neuorientierung oder Erlaubnissen ist für viele Klienten ein fordernder Prozess. Es geht ja nicht einfach darum, die alten negativen Sätze in positive umzuformulieren, in gut klingende Affirmationen, wie sie in manchen Ratgeberbüchern zu lesen sind.

Einer Klientin fällt es zum Beispiel sehr schwer zu sagen: »Ich bin liebenswert«, wo ihre Skriptüberzeugung früher lautete: »So, wie ich bin, mag mich keiner.« Sie kann das »liebenswert« einfach nicht glauben. Da nützt es auch nichts, wenn ihr andere das sagen oder bestätigen. Also wird der erste Schritt für sie darin bestehen, überhaupt mal zu entdecken, dass sie liebenswert ist. So könnte ihr erster neuer Auflösungssatz heißen: »Ich darf entdecken, dass ich liebenswert bin« (oder: »… wie liebenswert ich bin«). Damit wird ein Entdeckungs- und Entwicklungsprozess eingeleitet, der auch länger dauern kann. Damit kann sich die Klientin auf neue, ungewohnte Erfahrungen einlassen und vielleicht immer öfter auch annehmen, wenn andere ihr sagen, dass sie sie schätzen. Manche Klienten brauchen auf diesem Entwicklungsweg auch weitere therapeutische Unterstützung oder ein persönliches Coaching.

Selbst wenn die neuen Auflösungssätze vom Erwachsenen-Ich der Klienten als richtig angesehen werden, so gibt es doch häufig Widerstand vom Eltern-Ich, das ja nach alten Vorstellungen kritisch beurteilt. Und das Kind-Ich mag die neue Wertschätzung oft nicht glauben, hat es doch jahrelang anderes empfunden. Manchmal reagieren Klienten auch mit einem Gefühl der Scham, so als dürften sie selbst nicht so viel Positives über sich sagen und zulassen.

Auflösungssätze haben oft den Charakter von *Erlaubnissen.* Die Arbeit mit Erlaubnissen war für Berne ein wesentliches Mittel in der Therapie. Es ist sehr sorgfältig abzuwägen, inwieweit der Therapeut seinen Klienten wohlwollende Erlaubnisse gibt oder ob sie sich diese – mit seiner Unterstützung – besser selbst erarbeiten. Nur wenn der Klient Erlaubnisse annimmt und integriert, können sie letztlich positiv wirksam werden.

Zusätzlich ist zu beachten, dass Erlaubnisse, die die Antreiber entkräften, oft das darunterliegende Skriptmuster freilegen. Wichtige ergänzende therapeutische Unterstützung besteht hier in der *Neuentscheidungsarbeit* nach Gouldings.[56] Dabei geht es darum, dass der Klient zusätzlich zu seiner kognitiven Neuentscheidung – zum Beispiel »Ich bin liebenswert« – auch in seinem Kind-Ich emotional die gleiche Neuentscheidung treffen und fühlen kann.

Skriptmuster können sich unter anderem im *Übertragungsgeschehen,* auf der Prozessebene der Beziehungsgestaltung zeigen: Eine Klientin in einer Therapiegruppe ist über längere Zeit zurückhaltend im aktiven Äußern von Anliegen. Sie wartet lieber ab, und so kommen andere zuerst dran. Gegen Ende der Therapiegruppe spricht sie ihre Bedürfnisse an, und die Therapeutin fragt sie, warum sie sich bisher nicht gemeldet hat und wie es ihr dabei geht. Die Klientin wird unruhig und sagt: »Na ja, ich weiß nicht, ob das jetzt Platz hat, weil gleich befragst du ja noch alle reihum, die auch noch was sagen wollen.« Die Therapeutin antwortet: »Aber im Moment rede ich ja mit dir.« Die Klientin: »Aber wie lange noch?« Die Therapeutin greift das Übertragungsgeschehen auf und fragt: »Kennst du das von früher, dass du nicht weißt, wie lange jemand im Kontakt mit dir bleibt, und dich das verunsichert?« Die Klientin bricht in Tränen aus und bestätigt dies als ihr Grundgefühl. Sie war ohne Mutter aufgewachsen, und ihr Vater war nur unregelmäßig daheim. Als Kind wusste sie nie, wann er kam und wann er wieder ging.

Die Therapeutin macht ihr ein Beziehungsangebot: »Möchtest du mit mir weiter darüber sprechen und möchtest du zu mir kommen und neben mir sitzen oder soll ich zu dir kommen?« Die Klientin ist perplex über dieses Angebot. »Ich kann ja zu dir kommen.« Sie wählt das, was nach ihrer Vorstellung einfacher für die Therapeutin ist, was dieser keine Mühe macht. Diese fragt zurück: »Und was willst du?«, denn sie hat die Anpassung der Klientin wahrgenommen. Unter Tränen und ganz leise sagt die Klientin: »Du zu mir.« Das ist ein Beziehungsangebot, das im Sinne einer »korrigierenden emotionalen Erfahrung«[57] neu für sie ist. Aus ihrer Lebensgeschichte kannte sie nur die Beziehungsvariante der Pflegeperson: »Wenn du was brauchst, dann komm halt.«

So kann die Klientin eine neue Erfahrung machen, erleben, dass sie wichtig ist und dass andere bedeutsame Personen, hier die Therapeutin, aktiv auf sie zugehen – und sie das zulassen und annehmen kann, unter heilsamen Tränen. Ein wesentlicher heilender Effekt in Beratung und Therapie besteht ja nicht zuletzt im Schaffen und Anbieten von wachstumsfördernden Bedingungen.

In der Therapie zeigt sich die kindliche Sehnsucht, den idealen Menschen (oder den idealen Therapeuten) zu finden, um die nicht erfüllten früheren Bedürfnisse doch noch befriedigt zu bekommen.

Gleichzeitig gibt es beim Klienten auch eine erwachsene Sehnsucht nach guten Vorbildern – und das kann auch der Therapeut sein –, um sich im Dienste der Physis[58] weiterzuentwickeln.

In den folgenden Kapiteln findet sich eine Reihe therapeutischer Strategien aus der Transaktionsanalyse, jeweils den verschiedenen Lebensskriptmustern zugeordnet.

Teil II

Die Lebensskriptmuster

Typische Lebensskriptmuster und ihre Veränderung

Im Folgenden beschreibe ich die Muster, die mir bei meiner Arbeit am häufigsten begegnen. Jeder Mensch hat mehrere Skriptglaubenssätze, die sich ergänzen, verstärken, aber auch gegenseitig abmildern können. Die Fallbeispiele, die sich um jeweils ein typisches Muster ranken, sollen diese speziellen Muster in ihrer Tragweite und ihren Auswirkungen verdeutlichen. Natürlich sind bei den tatsächlichen Fällen noch mehrere andere Glaubenssätze beteiligt.

Zu den erzählten Erinnerungen der Klienten möchte ich anmerken, dass sicher nicht allein eine erlebte Situation zu einem speziellen Skriptmuster führen muss. Es sind Schlüsselsituationen der Klienten, die sie erinnern, die meist aber keine einmaligen Erlebnisse sind, sondern in einer Reihe ähnlicher Situationen stehen. Erst ein wiederholtes Nicht-ernst-genommen-Werden oder Nicht-traurig-sein-Dürfen führt in der Folge zu einem Skriptglaubenssatz beim Kind. Aber auch markante, dramatische oder traumatische einzelne Erlebnisse können skriptbestimmend sein.

Die Veränderungswege und therapeutischen Strategien am Ende jedes Kapitels beziehen sich immer auf das jeweilige Skriptmuster. Sie sind daher nur Ausschnitte aus einem Gesamt-Beratungs- bzw. Therapieplan, der die Kombination aller Skriptmuster eines Klienten berücksichtigen muss.

1 Ich bin nicht so wichtig

Psychodynamik

Dieser Lebensplan ist wohl der am weitesten verbreitete. Natürlich erlebt jedes Kind viele Situationen, in denen es merkt, dass es im Alltag nicht so wichtig ist wie die Erwachsenen, die großen Geschwister und viele anstehende Aufgaben. Es ist im Übrigen ein gesunder Anpassungs- und Lernprozess, den Kinder durchlaufen, dass sie eigene Bedürfnisse auch einmal zurückstellen können, weil andere und anderes tatsächlich gerade wichtiger sind.

Wenn das Muster, nicht so wichtig zu sein, zu einem Lebensskriptmuster geworden ist, dann ist es zu einer wesentlichen und grundsätzlichen Einstellung sich selbst und anderen gegenüber geworden, die einen erheblichen Unterschied im Wert bedeutet: Die anderen sind immer (oder zumindest meistens) wichtiger als ich! Ich muss mich nach den anderen richten und es ihnen recht machen, nur dann bin ich o. k. und darf da sein oder werde geliebt. Mit diesem Muster ist es uns häufig unangenehm, aufzufallen oder zu sehr im Rampenlicht zu stehen. Das ist uns peinlich, und wir wehren dann schnell mögliche Anerkennung oder Lob, die da kommen, ab, auch wenn wir uns eigentlich gerade nach dieser Aufmerksamkeit sehnen.

Einen mangelnden Selbstwert, das Gefühl, nicht um unserer selbst willen gemocht zu werden und wichtig zu sein, können wir kompensieren, indem wir uns für andere wichtig oder unentbehrlich machen. Eigene Bedürfnisse werden hintangestellt oder gar nicht mehr wahrgenommen. Wir schauen mit sicherer Intuition darauf, was andere brauchen oder bräuchten, um unser Verhalten danach auszurichten. Wenn wir anderen nützlich oder eine Hilfe sind, bekommen wir dadurch doch auch einen Wert. Allerdings ist das ein brüchiges Unterfangen: Letztlich fühlen wir uns doch zu kurz gekommen, unsere Bedürfnisse bleiben auf der Strecke, und wir glauben, nur dafür gemocht zu werden, dass wir es den anderen recht gemacht haben. Wir haben Angst, zu unseren eigenen Bedürfnissen zu stehen, weil uns die Sicherheit und Bestätigung dafür fehlen. Und wenn wir uns dann doch mal beweisen wollen, dass wir wichtig sind, kann uns der rebellische Teil in uns leicht ein Schnippchen schlagen: Wir übertreiben dann etwas in der Selbstbehauptung und stellen die anderen auf die Probe. Dabei wachen wir eifrig darüber, ob sie uns nun auch noch genauso mögen wie vorher. Jede kleine Irritation oder Kritik wirft uns auf unser altes Muster zurück: Ich bin ja doch nicht so wichtig, denn die anderen nehmen mich nicht ernst.

Erzählte Erinnerungen

Winterstiefel statt Poesiealbum

Eine Frau erinnert sich, wie sie sich als Schulkind ein Poesiealbum gewünscht hat, so wie es ihre Schulfreundinnen hatten. Da die Eltern aufs Geld schauen mussten, weil sie gerade ein kleines Geschäft für den Vater aufbauten, wurde ihr der Wunsch nicht erfüllt. Es ging daheim überhaupt äußerst sparsam zu. Die Mutter sagte der Klientin, sie könne sich das Album ja zu ihrem Geburtstag im Herbst wünschen. Das tat sie auch. Freudig erwartete sie ihren Geburtstag. Statt des erhofften Poesiealbums bekam sie (notwendige) neue Winterstiefel. Hatten die Eltern ihren Wunsch vergessen? Vaters Kommentar war: »Ach, so ein Firlefanz. Dann bastle dir doch selber was.« Die Schlussfolgerung des Mädchens: »Ich darf nichts wollen, außer es ist unbedingt notwendig!«

»Das braucht's doch nicht«

Ein Mann erzählt, wie er seiner Frau mal eine große Freude machen wollte und ihr zu Weihnachten einen Plattenspieler kaufte. Er wusste, dass sie früher gerne klassische Musik gehört hatte und manchmal wehmütig vor einer Musikalienhandlung stehen blieb. Er hatte für den Plattenspieler lange gespart, denn die Finanzen reichten kaum, um auch die alten und kranken Eltern zu versorgen. Nun überraschte er seine Frau mit dem Geschenk und hoffte auf ihre Freude darüber. Sie war aber ganz still, unterdrückte ein paar Tränen. Als er sie nach ein paar Tagen fragte, ob sie den Plattenspieler schon ausprobiert habe, wurde sie sehr verlegen und druckste etwas herum. Dann gestand sie ihm, dass sie das Gerät in den Laden zurückgebracht habe. Sie kramte das Geld aus ihrer Handtasche und gab es ihm zurück mit den Worten: »Das braucht's doch nicht für mich. Es gibt doch woanders so viel Wichtigeres.«

Urlaub für mich? Ein alltägliches Beispiel

Eine junge Büroangestellte hat chronische Verspannungen im Schulter-Nacken-Bereich. Sie arbeitet viel und nimmt manchmal Arbeit mit nach Hause, wenn sie sie im Büro nicht mehr geschafft hat. Sie ist engagiert und ehrgeizig, aber allmählich erschöpft.

Schon seit vier Jahren möchte sie eigentlich Urlaub machen, aber jedes Mal ist etwas dazwischengekommen. Erst verzichtete sie, weil eine Kollegin krank geworden war und jemand im Büro bleiben musste. Dann zog ihre Mutter um, und sie half ihr dabei. Im Jahr darauf brach sie sich kurz vorher beim Klettern ein Bein. Im vierten Jahr konnte sie sich nicht entschließen, mit ihrem neuen Partner schon zusammen zu verreisen. Allein wollte sie aber auch nicht, also blieb sie daheim. Und jetzt? Ihr Freund hat die Urlaubsreise fest gebucht, und eigentlich freut sie sich auch darauf, zumal sie sehr erschöpft ist. Zwei Tage vor der Abreise ruft sie an, sie liege mit hohem Fieber im Bett, Augen und Nase verquollen, sie könne nicht fahren. Der Freund kommentiert es mit: »Ich habe es ja auch kaum geglaubt, dass es diesmal klappen würde, obwohl ich absichtlich keine Reiserücktrittsversicherung abgeschlossen habe.« Zufälle? Oder hat die junge Frau – ohne es selbst zu wissen – zur Urlaubsverhinderung beigetragen? Hat sich ihr Lebensskriptmuster durchgesetzt? »Mir scheint kein Urlaub vergönnt!«, sagt sie dazu.

Das ist ein interessanter Kommentar, der uns zu ihren inneren Überzeugungen und Trübungen führt.

- Urlaub ist etwas, was man sich gönnt, also nicht einfach nur so haben kann/darf.

- Wer ist es denn, der ihr den Urlaub gewährt oder nicht gewährt?
- Unter welchen Bedingungen darf sie sich Urlaub – ohne schlechtes Gewissen – erlauben?

Im Gespräch tauchen dann folgende Sätze auf:

- Ich darf mir nur gönnen, was ich auch wirklich brauche!
- Solange es anderen schlechter geht als mir, darf ich nicht freimachen.
- Ich bin nicht so wichtig.
- Ich muss immer drauf schauen, dass es allen gut geht.
- Ich darf mich nicht gehen lassen, sonst bricht alles zusammen!

Der einzige »Urlaub«, den die inneren Skriptüberzeugungen der jungen Frau erlauben, ist das Krankwerden – ein Frei-Sein, aber ohne Genuss! Die zugrunde liegende Lebenserfahrung aus ihrer Kindheit ist, dass sie ständig auf die kränkelnde Mutter Rücksicht nehmen musste.

Fallbeispiel Beate

Beate, eine bildhübsche 34-Jährige, arbeitet im Außendienst für eine Versicherungsagentur. Sie ist viel unterwegs und wegen ihrer Freundlichkeit und fröhlichen Ausstrahlung in ihrer Firma und bei den Kunden sehr beliebt. Manchmal mag sie ihren Job, manchmal auch nicht. Sie ist unsicher, ob sie beruflich in Zukunft etwas anderes machen möchte. Sie lebt allein in einer Kleinstadt und hat einen kleinen Freundeskreis, mit dem sie manches unternehmen kann. Allerdings wird das durch ihre Auswärtstätigkeit erschwert. Öfter ist sie traurig und fühlt sich allein. Sie hat eine sehr liebevolle Seite, aber durch ihre überbetonte Heiterkeit und Fröhlichkeit schimmert Traurigkeit durch. Nichts wünscht sie sich sehnlicher als einen »Märchenprinzen«. Beim Thema Kinder bekommt sie feuchte Augen. Das sind auch die Themen, die sie in die Therapie mitbringt.

Beate ist das dritte Kind ihrer Eltern. Als ihre zehn und acht Jahre älteren Brüder zur Welt kamen, waren die Eltern noch sehr jung. Sie hatten eine große Gärtnerei mit Verkauf und immer sehr viel zu tun. Zum Glück gab es die Großeltern in der Nähe, die mithalfen und sich um die Kinder kümmerten. Auch die Jungs mussten früh mit ran. Beate kam also als Nesthäkchen zur Welt. Die Brüder hießen sie willkommen. Ob es die Eltern auch taten?

Therapie

Beate möchte herausfinden, was ein beruflicher Weg wäre, der sie auch befriedigt. Noch mehr aber möchte sie der Frage nachgehen, warum sie allein ist und keinen geeigneten Lebenspartner findet.

Im Rahmen der Lebensskriptanalyse wählt sie als ihr *Lieblingsmärchen* aus der Kindheit spontan *Frau Holle.* Darin geht es um ein fleißiges und ein faules Mädchen. Ihr fällt dazu ein, dass ihre Mutter öfter sagte: »Arbeite was, dann haste was!« Für die Mutter waren Mädchen einfach zum Arbeiten da. Das war ja auch ihr eigenes Schicksal. Früh half Beate ihrer Mutter in der Küche – die klassische Mädchenrolle. Dafür war die Mutter auch stolz auf sie. Ansonsten war sie mit den Kindern sehr streng: Ein strafender Blick von ihr genügte meist zur Disziplinierung.

Für Kinder ist es meist sehr schlimm, wenn die Eltern nicht mehr mit ihnen sprechen, da sie emotional extrem abhängig von deren Zuwendung (Strokes) sind. Solch ein Kontaktentzug ist für die meisten schlimmer als direkte Strafen.

»Wozu bin ich eigentlich auf der Welt?«, fragt sich Beate. In die von Freudlosigkeit und Strenge geprägte Atmosphäre in ihrer Herkunftsfamilie versuchte sie durch Heiterkeit und Clownerien etwas Freude zu bringen. Ihr Grundgefühl war aber, dass sich keiner für sie interessierte.

Ihre Identifikationsgeschichte in der Pubertät war der Film *Dirty Dancing.* Mit der Protagonistin in diesem Film litt und fieberte sie mit: das junge Mädchen, das sich gegen den Widerstand der Eltern traut, mit dem attraktiven Tanzlehrer heimlich tänzerische Leidenschaft und erotische Gefühle zu entdecken, um zum Schluss doch endlich von ihren Eltern »gesehen«, das heißt wahrgenommen und dann auch wohlwollend akzeptiert zu werden.

Beates dritte Skriptgeschichte aus der Erwachsenenzeit drückt die gleiche Sehnsucht aus: endlich den für sie passenden Mann zu finden. Sie wählt die Geschichte *Liebe braucht keine Ferien*, in der zwei Frauen, die die Nase voll haben von Arbeit und Männern, ihr Leben und ihre Wohnung tauschen, dann aber in der Wohnung der je anderen ihren Traummann treffen.

Beate sitzt jedoch die Einschärfung ihrer Mutter in den Knochen: »Pass bloß auf, dass du nicht so früh Kinder kriegst, du versaust dir dein ganzes Leben«, und: »Mädchen sind zum Arbeiten gut.« Die Mutter war kein Vorbild darin, gut mit sich selbst umzugehen und sich selbst wichtig zu nehmen. Die einzige Person, von der Beate sich wirklich geliebt fühlte, war ihr Opa. Der aber starb schon früh, und das war für Beate sehr schlimm. Ihre innere Einsamkeit als Kind überdeckte sie dann mit Lieb-Sein, Hilfsbereit-Sein und Lächeln.

Zusammenfassung: Beates Skriptglaubenssätze

- **Ich bin nicht wichtig, meine Bedürfnisse zählen nicht.**
- **Keiner interessiert sich dafür, wie es mir wirklich geht.**
- **Für mich gibt es keine Zeit.**
- **Egal, was ich mache, es ist verkehrt.**
- **Mann und Kinder versauen mein Leben.**
- **Ich muss so funktionieren wie Mama.**
- **Ich darf nicht wütend sein.**
- **Das Leben ist hart.**

Ihre Skriptentscheidungen als Kind

- **Wenn ich fleißig bin und hart arbeite, dann habe ich was.**
- **Ich muss immer fröhlich sein und die anderen aufheitern, dann wird vielleicht alles gut.**
- **Vorsicht vor Männern!**

Befolgte Antreiber

- **Mach's andern recht.**
- **Sei perfekt.**
- **Sei stark.**
- **Beeil dich.**
- **Streng dich an.**

Ihre Kinderwünsche, das heißt, das, was sie früher gerne von ihren Eltern gehört hätte

- **Wir lieben dich.**
- **Du bist so wunderbar, ein tolles Kind.**
- **Und was du alles für uns tust!**
- **Wir sind stolz auf dich – du machst deinen Weg.**

In der Therapie muss Beate erst einmal erkennen, dass es nicht an ihr lag, dass sie als Kind so wenig Zuwendung bekam, sondern an den Lebensumständen der Familie und wie die Eltern damit umgegangen sind. Sie entdeckt neben ihrer Einsamkeit und Traurigkeit auch ihre damals nicht zugelassene Wut. Sie kann sich erinnern, dass sie sich manchmal selbst gebissen hat, wenn sie wütend war. Wie sehr muss sie vor der strafenden Strenge der Mutter Angst gehabt haben, dass sie sich nicht traute, ihren Ärger zu zeigen, sondern ihn gegen sich selber wandte!

Besonders schwer ist es für Beate, nicht mehr ihrem »Mach's recht«-Antreiber zu folgen. Denn mit diesem Verhalten gelang es ihr ja doch, Zuwendung von anderen zu erhalten – so wie das fleißige Mädchen im Märchen *Frau Holle*. Beate ist inzwischen auf einem guten Weg, sich selbst und ihre eigenen Bedürfnisse wichtig zu nehmen. Das ist eine wesentliche Voraussetzung dafür, sich auf Beziehungen einzulassen und diese so zu gestalten, dass sie von gegenseitigem Respekt getragen sind.

Ein anderes sehr häufig gewähltes Märchen bei diesem Skriptmuster ist *Aschenputtel*.

Veränderungswege/therapeutische Strategien

Selbstwahrnehmung und Bewusstheit fördern

Klienten mit diesem Muster merken oft nicht, wie automatisch sie sich nach den Bedürfnissen anderer richten. Spüren sie den Konflikt zwischen eigenen und fremden Bedürfnissen, sind sie schon einen Schritt weiter. Mitunter aber haben sie, um diesen Konflikt zu vermeiden, ihre eigenen Bedürfnisse und Meinungen so sehr ausgeblendet, dass es ihnen wirklich schwerfällt, sich selbst wahrzunehmen. Dann wird dies der erste Schritt zur Veränderung sein.

Bezugsrahmenerweiterung und Enttrübung

Es gilt zu reflektieren, welche Anpassung an andere Menschen gesund und angemessen ist und welche eine Selbstunterdrückung beinhaltet. Sich selbst zugunsten anderer aufzugeben ist falsch verstandene Nächstenliebe. Und sich selbst wichtig zu nehmen bedeutet nicht gleich, ein Egoist zu sein. Es geht ja um die »O.k.-o.k.-Grundhaltung«, hier im Sinne von: »Ich bin wichtig und du bist wichtig«. Gedankenaustausch mit anderen kann hier ein gutes Korrektiv sein.

Ich-Zustands-Analyse

Bei diesem Muster herrscht eine große Spannung zwischen Kind-Ich-Bedürfnissen und Kind-Ich-Anpassungen. Klienten können mithilfe des Ich-Zustands-Modells bei sich leicht erkennen, wann ihr Denken, Fühlen und Verhalten wieder dem angepassten Kind-Ich entspricht. Sie können erspüren, dass das freie Kind-Ich nicht wirklich die Erlaubnis hat, seine eigenen Bedürfnisse wahrzunehmen und/oder sie zu äußern, geschweige denn, sich für ihre Befriedigung einzusetzen. Oft können Klienten auch wahrnehmen, welche elterliche oder familiäre Botschaft oder Regel ihnen in den Knochen sitzt und ihnen den Mut und das Selbstbewusstsein raubt. Es ist gut, wenn sie erkennen, dass es nicht nur die Eltern von früher sind, wie sie diese verinnerlicht haben, sondern nun ihre eigenen kritischen Gedanken, von denen sie sich bisher noch nicht distanzieren konnten. Eine

Klientin formulierte das sehr treffend: »Ich setze praktisch die strenge Erziehung meiner Eltern an mir selber fort!«

Selbstannahme durch Beelterung

Mit dem Erkennen des eigenen kritischen Eltern-Ichs wird die Notwendigkeit deutlich, diese Vorstellungen zu überprüfen und sich erst einmal selber damit anzunehmen, dass man »so schlecht mit sich selbst umgeht«. Es ist für die meisten Klienten nicht sehr angenehm, sich ihr eigenes kritisches Eltern-Ich einzugestehen und sich damit anzunehmen, dass das Kind-Ich Angst hat vor Konflikten und möglicher Ablehnung, wenn es eigene Bedürfnisse verfolgt. Auch ein therapeutischer Umgang mit den Klienten, der ihre Autonomie fördert, ermöglicht ihnen die Erfahrung und das Ausprobieren, dass sie selbst wichtig sind, sich wichtig nehmen dürfen und vom Therapeuten wichtig genommen werden.

Am Modell des Therapeuten erfahren sie ihre Wichtigkeit, indem er/sie ihnen gut zuhört und wirklich an ihnen interessiert ist. Wie oft formulieren Klienten bei ihren »Kinderwünschen« an die Eltern: »Mama, Papa, frag mich mal, wie es *mir* geht!« und: »Hört mir doch mal zu!«

Auch in der Therapie können wir die Klienten immer anregen, ihre Bedürfnisse wahrzunehmen, ihre eigenen Sichtweisen zu haben, und in der therapeutischen Beziehung zu uns zu erfahren, dass sie es uns nicht recht machen müssen.

Erlaubnisarbeit

Klienten brauchen die Erlaubnis, sich selbst wichtig nehmen zu dürfen, so wie alle anderen Menschen auch wichtig sind. Es geht nicht allein um »wichtiger« oder »weniger wichtig«, sondern insgesamt um ein gesundes Sowohl-als-auch. Entscheidend ist, dass die Klienten selbst sich die Freiheit geben und nehmen, wann sie sich selbst wichtiger nehmen wollen/dürfen als die anderen.

In der Therapie ist es notwendig, darauf zu achten, dass gerade diese Klienten eine ausgeprägte Intuition und großes Einfühlungsvermögen in die Bedürfnisse anderer haben und im Übertragungsgeschehen – wie früher als Kind – es auch uns Therapeuten recht machen wollen, damit wir sie mögen. In der therapeutischen Gegenübertragung können wir dann bei uns das befriedigende Gefühl wahrnehmen: »Wunderbar, dieser Klient arbeitet aber schön mit.« Dies sollte uns Anlass sein, zu reflektieren, warum wir diese Bestätigung brauchen. Sobald wir unseren eigenen Wunsch nach Bestätigung loslassen können, können wir die Klienten dabei unterstützen, sich selbst wichtig zu nehmen und *ihren* Weg zu finden.

Neuentscheidung

Es ist häufig ein längerer Weg, bis Klienten in allen ihren Ich-Zuständen zu der Überzeugung gelangen, dass sie wichtig sind. Kognitiv können sie dem schnell zustimmen. Der Aufbau und/oder die Nutzung des eigenen unterstützenden und fürsorglichen Eltern-Ichs gehen oft auch rasch vonstatten. Die meisten Klienten haben ein gut funktionierendes fürsorgliches Eltern-Ich anderen gegenüber, das sie nun für sich selbst zu benutzen lernen. Bis aber auch ihr Kind-Ich die neue Einstellung »Ich bin wichtig« nicht nur denken, sondern auch glauben und fühlen kann, vergeht oft einige Zeit.

Sehr hilfreich ist für mich in der therapeutischen Arbeit eine Fantasie, zu der ich die Klienten an diesem Punkt ihrer Entwicklung einlade. Mit dieser Fantasie können sie sich die kraftvolle Erlaubnis geben, sich selbst wichtig zu nehmen, die sich in ihrem Kind-Ich ebenso wie im Erwachsenen-Ich tief verankern lässt.

> Stell dir vor, du bist 80 oder 90 Jahre alt, sitzt gemütlich auf einer Bank vor deinem Häuschen und wärmst dich etwas in der Abendsonne. Es geht dir gut dort … Du blickst auf dein Leben zurück und zu der Person und dem Zeitabschnitt, in dem du dich in der Realität gerade befindest. Was denkst du als alte Frau/als alter Mann über diese frühere Lebenssituation …?

Wie siehst du das aus deinem Blickwinkel als alte(r), weise(r) Frau/Mann …?

Was möchtest du der jüngeren Frau/dem jüngeren Mann gerne sagen, ihr/ihm empfehlen? Gibt es etwas, wozu du sie/ihn ermutigen möchtest?«

Durch diese Ermutigung der eigenen inneren »weisen Ratgeberinstanz« sind oft wirkungsvolle Neuentscheidungen möglich im Sinne von: »Es ist mein Leben, mein einziges Leben, das möchte ich gut für mich gestalten. Ich will und werde mich wichtig nehmen.«

Integration und Transformation

Die Neuentscheidung und eine förderliche Haltung sich selbst gegenüber sind integriert, wenn die Klienten in der Folge je nach aktueller Lebenssituation frei entscheiden können, inwieweit sie ihre eigenen Bedürfnisse in den Vordergrund stellen und für ihre Befriedigung sorgen und wo sie sich für ein gutes Miteinander auch gerne und freiwillig anpassen. Sie wissen dann um ihren Wert, ohne ihn ständig betonen zu müssen, ohne ihn aber auch zu verstecken. Sie können sich zeigen und sich mitteilen. Sie dürfen auch anders sein als die anderen.

Ihre ausgeprägte Intuition und Einfühlung in die Bedürfnisse anderer können sie nun als besondere Stärke nutzen, ohne ihren eigenen Wert davon abhängig zu machen oder aufzugeben.

Anregungen zur Selbstreflexion

- Wie wichtig nehme ich mich?
- Denke ich öfter: »Das braucht's doch nicht«?
- Kann ich es ertragen, wenn andere mich loben – oder wiegele ich das lieber ab?
- Bin ich sehr selbstgenügsam, weil mir eigene Bedürfnisse nicht wichtig sind?

- Wie gut kenne ich meine Bedürfnisse?
- Kann ich meine Bedürfnisse angemessen äußern?
- Fühle ich mich schnell übersehen?
- Warte ich immer darauf, ob andere mich diesmal wichtig nehmen?
- Gebe ich schnell auf, wenn ich Wichtiges nicht bekomme?
- Werde ich schnell trotzig, wenn man mich nicht ernst nimmt?
- Kann ich für mich genauso gut kämpfen wie für andere Menschen?
- Was wäre ein wichtiges Bedürfnis von mir, das ich in der nächsten Zeit mehr beachten möchte?
- Welche Kontakte – bei denen ich mich ernst genommen fühle – möchte ich mehr pflegen?

2 So, wie ich bin, bin ich nicht o. k.

Psychodynamik

Das Grundgefühl, nicht genügend akzeptiert zu sein bzw. nur dann gemocht zu werden, wenn man anders wäre, das heißt, bestimmte Bedingungen erfüllt, ist weit verbreitet. Unser Grundbedürfnis nach Zugehörigkeit nährt die Strategie bzw. die Versuchung, Zugehörigkeit durch Anpassung zu erlangen. Im normalen Sozialisationsprozess lernen Kinder durch Nachahmung und durch Verstärkung des gewünschten Verhaltens, sich in ihre Familie und in die soziale Umgebung einzufügen. So erwerben sie sich notwendige Kenntnisse und Fertigkeiten zur Lebensbewältigung. Allerdings kann der Anpassungsdruck erheblich variieren. Ein hoher Anpassungsdruck besteht vor allem bei strenger Erziehung und rigiden Vorschriften. Das Kind kann, unter Umständen ganz unabhängig davon, auch das Gefühl haben, einfach anders zu sein und dadurch nicht den elterlichen Vorstellungen zu entsprechen. Es spürt eine Diskrepanz zwischen den eigenen Interessen und den elterlichen Erwartungen. Diesen inneren Konflikt löst es dadurch, dass es der Sichtweise der Eltern mehr Bedeutung beimisst und das Eigene abwertet.

Kinder, die in ihrem Selbstwert und ihrer Eigenständigkeit wenig gefördert wurden, kommen schnell zu der Schlussfolgerung: »Ich bin nicht o. k.«, wenn sie mal nicht gut genug, nicht schnell genug, zu wenig lieb, zu wenig stark, zu laut, zu schüchtern etc. sind. Auch wenn Kinder keine Frustrationstoleranz entwickeln konnten, weil sie überbehütet wurden und keine Grenzen erfuhren, können sie in der Folge bei Kritik von außen leicht in ihrem Selbstwert irritiert werden. Sie zweifeln daran, ob sie wirklich o. k. sind. Dieser mangelnde Selbstwert lässt Menschen Angst davor haben, sich zu zeigen, auch nach außen sichtbar zu sich zu stehen. Sie passen sich lieber an, um ihre Andersartigkeit zu vertuschen und damit einhergehendes Konfliktpotenzial zu vermeiden.

Eine Abwehrstrategie im Sinne eines Gegenskriptmusters kann

darin bestehen, dass wir uns selbst optimieren und perfektionieren in der Annahme, dann o.k. zu sein, weil wir dann nicht mehr angreifbar sind. Aber was ist der Preis dafür?!

Eine andere Strategie kann sein, dass wir unsere vermeintlich nicht akzeptierten oder akzeptablen Eigenschaften und Verhaltensweisen betont zeigen, in der Hoffnung, doch dafür geschätzt zu werden. Gleichzeitig befürchten wir, auf die gewohnte Weise abgewertet zu werden. Diese Ablehnung können wir geradezu inszenieren. Das kann ganz unbewusst ablaufen. Die Bestätigung zum Schluss ist dann allerdings bekannt: »Ich hab's ja gewusst, so, wie ich bin, bin ich nicht o.k.« Manche Menschen scheinen sich in dieser Rolle eingerichtet zu haben und sich so ständig negative Strokes zu holen.

Häufiger als dieser Trotzanteil steht aber das Minderwertigkeitsgefühl im Vordergrund, das oft mit tief sitzenden äußeren und inneren Schamgefühlen verbunden ist. Bei Menschen mit diesem Muster finden wir eine mehr oder weniger große Angst vor Beschämung, das heißt, Angst davor, dass andere entdecken könnten, dass sie »minderwertig« sind. Diese Angst sitzt in unserem Kern, dort trifft uns die Beschämung. Durch allerlei Vermeidungsstrategien können wir versuchen, dieser Verletzlichkeit zu entkommen. Dadurch schneiden wir uns aber von unserer Lebensenergie ab sowie von unserem Vertrauen in uns selbst und andere. Und wir brauchen immer wieder neuen Mut und Unterstützung von außen, um zu uns selbst zu stehen.

Das, womit Kinder bzw. Erwachsene sich nicht o.k. fühlen, kann sehr unterschiedlich sein: das Aussehen, körperliche Besonderheiten, bestimmte Verhaltensweisen, Sprechprobleme, geistige oder praktische Fähigkeiten oder einfach das falsche Geschlecht zu haben, also nicht der erwünschte Junge oder das ersehnte Mädchen geworden zu sein. Das können auch nur eingebildete Mängel oder Fehler sein. Auf einige solcher Glaubenssätze wie etwa: »Ich bin nicht o.k., weil ich zu dumm bin, böse bin, schuld bin etc.« werde ich noch gesondert eingehen. Jetzt geht es erst einmal um das generelle Grundgefühl des Nicht-richtig-Seins.

Erzählte Erinnerungen

Immer noch keine Freundin?

Es war für Anton immer sehr unangenehm, wenn er in den Semesterferien zu seinen Eltern fuhr. Deren zweite Frage war meist: »Und, hast du noch immer keine Freundin?« Wie sollte er es ihnen erklären?

Er traute sich auch nie, bei Festen oder in der Disco richtig zu tanzen, weil er sich genierte und das Gefühl hatte, dass er sich nicht so elegant oder cool bewegen konnte wie die anderen. Seine Kumpel zogen ihn dafür auf, und das war schlimm für ihn. Insgeheim befürchtete er, dass durch seine Art der Bewegung alle erkennen würden, dass er homosexuell ist. »Warum passiert das ausgerechnet mir, dass ich schwul bin?«

Der Lutscher

Luise erzählt, wie sie sich als Achtjährige von ihrem mühsam zusammengesparten Taschengeld heimlich einen riesengroßen Lutscher gekauft hat. Lutscher und »Bonbonkram« waren in der Familie aus »gesundheitlichen Gründen« verpönt. Allenfalls gab es mal nach dem sonntäglichen Mittagessen oder als Belohnung ein Stück »gute« dunkle Schokolade. Ihren Lutscher bewahrte Luise daher in ihrem Schulranzen auf, gut eingewickelt in eine kleine Plastiktüte. Er war so groß, dass man ihn unmöglich auf einmal fertig lutschen konnte, und so nahm sie ihn von Zeit zu Zeit aus dem Ranzen, wenn sie allein war. Eines Abends, als die Mutter in der Küche mit Abspülen und Aufräumen beschäftigt war, versteckte Luise sich hinter der Wohnzimmertüre und lutschte genüsslich und verträumt an ihrem großen orangenen Lutscher. Plötzlich kam die Mutter ins Wohnzimmer, bemerkte Luise hinter der Tür, stockte kurz und fing dann an, schallend zu lachen. Sie sagte kein Wort und ging dann wieder in die Küche zurück. Luise wäre vor Scham am liebsten im Boden versunken.

Ein kleines, scheinbar harmloses Erlebnis, an das Luise sich erinnert. Wenn nur das Gefühl von Scham nicht so stark gewesen wäre. Luise sagt, dass es ihr lieber gewesen wäre, die Mutter hätte geschimpft – das hätte sie damals als Kind gut verstanden, denn sie tat ja etwas, was nicht in Ordnung war: Zuckerzeug essen. Aber das Lachen der Mutter empfand sie als zutiefst demütigend und beschämend. Dazu kam noch, dass die Mutter wortlos verschwand und Luise sich wie ein »Nichts« oder ein »Nichts-Wert« empfand. Ausgelacht werden ist schlimmer, als geschimpft zu bekommen. »Es ist wie ein Stich in die Kinderseele«, sagt Luise später dazu.

Beschämung – und Kinder erleben Belächelt- oder Ausgelachtwerden oft als Beschämung – bewirkt schnell so etwas wie einen kleinen oder größeren Kratzer an der eigenen Identität. Nicht nur: »Ich tue etwas, was nicht o. k. ist«, sondern: »Ich bin nicht o. k.«

Ob Luises Mutter es wirklich schlimm fand, dass diese heimlich einen Lutscher lutschte, wissen wir nicht. Wahrscheinlich war sie selbst überrascht von der Situation, vielleicht war sie verlegen um passende Worte. Vielleicht reagierte sie aus ihrem eigenen Eltern-Ich, mit Belächeln, so, wie sie es selbst als Kind erfahren haben mag. Möglicherweise war sie auch in ihrem eigenen Kind-Ich – unbewusst – neidisch, dass die Tochter sich einen Lutscher erlaubte. Wie es tatsächlich war, weiß Luise natürlich nicht. Für ihre Skriptbildung oder Bestätigung ist es letztlich auch egal, welches vielleicht harmlose Motiv die Mutter für ihr Lachen hatte. Luise jedenfalls erlebte das Lachen für sich als Beschämung und hat diese Erinnerung – auch gefühlsmäßig – so abgespeichert. Sie kann sich noch gut an das flaue Gefühl im Bauch und die Schwäche in den Beinen erinnern, als sie da hinter der Türe stand – so, als wollte sie wirklich in den Boden versinken. Noch heute kann sie beim Erzählen dieses Körpergefühl spüren. So können Skriptgefühle im Körper abgespeichert und körperlich auch wieder erinnert werden.

Ein bockiges Mädchen

Sylvie glaubte, als Mädchen nicht erwünscht gewesen zu sein. Sie fand auch selbst, dass sie kein richtiges Mädchen war, und wollte deshalb lieber ein Junge sein. »Ich war ein sehr bockiges Kind. Mutter hatte es echt schwer mit mir. Papa musste mich oft bestrafen.« Ihr Identifikationskinderbuch war der *Struwwelpeter*. Da wusste sie dann, was mit Kindern passiert, die nicht o. k. sind. Sie beschloss, sich zu fügen, soweit sie konnte.

Fallbeispiel Ursula

Ursula, 41 Jahre alt, ist verheiratet und arbeitet als Krankenschwester. Kinder hat sie keine. Sie fühlt sich oft niedergeschlagen und unglücklich mit sich selbst. Es fällt ihr schwer, ihr Gewicht unter Kontrolle zu halten, denn wenn es ihr nicht so gut geht, isst sie viel Schokolade. Ihr Übergewicht ist deutlich sichtbar, manche würden sie aber einfach als mollig bezeichnen. Ihre Beziehung läuft so einigermaßen; ihr Mann habe selber genug Probleme, aber er liebe sie, sagt sie. Eigentlich mag sie sich selber nicht. Deshalb kommt sie zur Therapie. Sie möchte sich selber verändern, damit sie sich wieder mehr mögen kann. »Manchmal finde ich es merkwürdig, dass die anderen so nett zu mir sind!«

Ursula ist das erste lebende Kind ihrer Eltern. Die Mutter hatte zuvor eine Abtreibung und eine Fehlgeburt – es wären Söhne gewesen. Die Mutter sprach nie darüber. Ulrike kam als Sorgenkind zur Welt, so berichtet sie selbst. Ihr Vater wollte nicht unbedingt Kinder, aber der Mutter zuliebe willigte er ein. Mit Ursula bekam die Mutter ihr ersehntes Kind, aber es war anders, als sie es sich gewünscht hatte. Ursula hatte Segelohren und schielte. So wurden ihr sehr früh die Ohren operativ angelegt. Zudem musste sie bis ins Schulalter eine dicke Hornbrille tragen, weshalb sie als »Brillenschlange« viel gehänselt wurde.

Als sie fünf Jahre alt war, bekam sie eine kleine Schwester: »Ein süßes, verwöhntes Ding« nennt Ursula sie. Da die Mutter bald danach stundenweise wieder arbeiten wollte, musste Ursula öfter auf die Kleine aufpassen bzw. sie im Kinderwagen spazieren fahren. Es war immer ganz schrecklich für sie, wenn die Leute sagten: »Hast du aber eine süße kleine Schwester, so ein hübsches Kind!«

Natürlich hatte die kleine Schwester später auch hübschere Freunde als Ursula und »schmeichelte sich überall durch«. Nur in der Schule war Ursula recht gut, und sie hatte ihre kleine Nische beim Hausaufgaben-Machen oder beim Tagträumen, wo sie manchmal für einen Moment zufrieden war.

Therapie

Ursula möchte lernen, sich selbst zu akzeptieren, ihr Gewicht zu reduzieren und mit Sport anzufangen. Ihre große Frage: »Kann man lernen, sich selber zu mögen?«

Beim Erzählen ihrer Lebensgeschichte wird Ursula sehr traurig. Sie hat zwar das Gefühl, dass ihre Mutter sie gewollt hat, aber dann war sie nicht richtig, so, wie sie war! »Ich bin leider ein missratenes Kind.« Sie fühlte sich ungeliebt, denn aus ihr musste man ja erst ein ansehnliches Mädchen machen. Sie litt sehr unter ihrer hübschen Schwester und fühlte sich oft allein und unverstanden. Bei der Mutter gab es keinen Trost für sie.

Ihr Lieblingskinderbuch ist *Das kleine Gespenst*. Das kleine weiße Gespenst führt ein unbeschwertes Leben in der Nacht und erlebt Abenteuer im Schloss. Es ist neugierig und will auch wissen, was tagsüber so passiert. Aber es wird im Tageslicht schwarz, und das ist gefährlich, denn es darf nicht von Menschen gesehen werden. Zum Glück gelingt ihm die Verwandlung zurück, sodass es in der Nacht wieder sein gewohntes glückliches Leben führen kann. Was Ursula an der Geschichte so fasziniert, ist nicht das glückliche Leben des kleinen Gespensts, sondern dass es nur im Dunkeln glücklich sein kann. Das helle Tageslicht ist gefährlich! »Im hellen Licht sieht man, dass ich nicht o. k. bin.« Wenn sie sich verstecken kann, fühlt sie sich halbwegs wohl.

Als ihre Skriptgeschichte aus der Zeit ihrer Pubertät und auch aus ihrer Erwachsenenzeit wählt sie wie Beate den Film *Dirty Dancing*. Sie berichtet, dass sie diesen Film schon viele Male gesehen hat und dabei jedes Mal weinen musste. Sie schaut den Film auch nur, wenn sie allein ist. So schwer fällt es ihr, sich ihre Sehnsucht einzugestehen und sie anderen zu zeigen. Trost kannte sie aus ihrer Lebensgeschichte nicht, und so blieb sie mit dieser Sehnsucht allein, ohne verständnisvolle Zuwendung.

Ihr fällt dazu folgendes Schlüsselerlebnis ein: Als ihre Schwester fünf Jahre alt war und Ursula selbst zehn, durfte ihre Schwester ins Kinderballett. Ursula wollte das unbedingt auch. Nach zwei Stunden schickte die Ballettlehrerin sie mit einer Nachricht für die Mutter nach Hause, dass Ursula dafür nicht geeignet sei. Der Kommentar der Mutter: »Ist doch nicht so schlimm, du bist dafür doch ganz gut in der Schule, das reicht doch.«

Zusammenfassung: Ursulas Skriptglaubenssätze

- **So, wie ich bin, bin ich nicht o. k.**
- **Ich bin hässlich.**
- **Ich darf nicht zu viel wollen (Leistung zeigen ist genug).**

Ihre Skriptentscheidungen als Kind

- **Am besten, ich zeige mich nicht.**
- **Trösten muss ich mich selbst.**

Befolgte Antreiber

- **Streng dich an.**
- **Sei perfekt.**

Ihre Kinderwünsche

- **Nimm mich mal in den Arm.**
- **Sag mir auch mal, dass ich hübsch bin.**
- **Vergleich mich nicht immer mit der Schwester.**
- **Lass mich zum Tanzen gehen.**
- **Papa, sag mal, dass du stolz auf mich bist.**

In der Therapie spricht Ursula in den ersten Stunden viel über das, was sie an sich selbst alles nicht mag und wie sie darunter leidet, nicht schön zu sein. Sie möchte am liebsten erst einmal Unterstützung beim Abnehmen, weil sie ihr Gewicht als ihren offensichtlichsten Makel empfindet. Sie hat ja schon einige Diäten ausprobiert, der Erfolg war jeweils nur vorübergehend. Jetzt überlegt sie, zu den *Weight Watchers* zu gehen oder eine andere strenge Betreuung zu suchen. Ich möchte die Therapie mit ihr nicht mit diesem Thema beginnen und kann sie dafür gewinnen, das Thema Abnehmen erst einmal ruhen zu lassen. Meine Befürchtung ist, dass es eine Skriptverstärkung werden könnte, wenn ich mit Ursula am Thema Abnehmen arbeite: »Ich bin nur o. k., wenn ich abnehme, dann mag ich mich wieder!«

Stattdessen vereinbare ich mit ihr, zunächst eine Bestandsaufnahme für sich vorzunehmen und auch diejenigen Aspekte ihres Lebens und ihrer Person zu betrachten, mit denen sie zufrieden ist und die sie gerne hat. Die Tendenz, sich mit anderen zu vergleichen (wie früher mit der süßen Schwester), ist sehr stark. Meine Strategie ist, sie in ihr eigenes Fühlen zu führen, Zugang zu ihrem Kind-Ich zu bekommen und zu ihrer »Physis«, wo es noch keine Bewertung von außen gab bzw. gibt. Interessanterweise gelingt ihr dieser Zugang, wenn ich sie bitte, sich mit geschlossenen Augen selbst wahrzunehmen (also im Dunkeln – wie das kleine Gespenst). Sie braucht eine Weile, bis sie hier einen klaren Zugang zu ihren Körperempfindungen und auch ihren Gefühlen bekommt. Sie ist erstaunt, dass sie ihren Körper mit geschlossenen Augen als angenehm empfindet, streichelt sogar liebevoll über ihr Bäuchlein. Sie will, dass ich währenddessen auch die Augen schließe. Ich erfülle ihr diesen Wunsch gerne, denn für ihr Vertrauen-Lernen ist es ein wichtiger Hilfsschritt. Später, nach mehreren Sitzungen, darf ich dann auch schauen. Sie hat nun ein wenig Vertrauen gefasst, dass ich sie annehme, wie sie ist. Sie sagt eines Tages: »Komisch, irgendwie habe ich das Gefühl, dass Sie mich mögen, ich weiß gar nicht, warum!«

Ursula hat während dieser Wochen nicht zugenommen. »Ich glaube, wenn ich mich selber mehr mag, brauche ich auch nicht so viel Schokolade zu essen!« Mit dieser Erkenntnis möchte sie gerne an ihrem Selbstwert arbeiten bzw. ihn wiederfinden.

In der Folge sprechen wir viel über ihre innere Einstellung und ihre Skriptglaubenssätze über sich, ihre Stärken und ihre Schwächen. Sie kommt an ihre früheren Gefühle von Traurigkeit, Ohnmacht und auch Wut aus der Zeit heran, in der sie so viel Beschämendes erlebt hat. Sie erlaubt sich, diese Gefühle in der Therapie auszudrücken. Sie entwickelt Mitgefühl mit sich selbst und versteht das kleine Mädchen von damals. Während dieser Phase vermeidet sie den Kontakt zu ihrer Ursprungsfamilie und ihrer Schwester. Später bedauert sie, dass sie keine so gute Beziehung zur Schwester hatte, und nimmt sich vor, sich eines Tages mit der Schwester auszusprechen und die Beziehung neu aufzunehmen.

Wann immer sie den Sog verspürt, sich selbst zu perfektionieren (mit der optimalen Methode zum Abnehmen oder der am besten geeigneten Sportart), konfrontiere ich sie damit. Ich leite sie jeweils an, nach innen zu spüren und nach ihren Bedürfnissen zu fragen. Die Methode, mit geschlossenen Augen die Innenwahrnehmung zu verstärken, kennt sie ja nun und verwendet sie häufiger von sich aus als Hilfsmittel, um zu erkennen, was sie selbst denn will oder mag. Auf diesem Wege findet sie auch heraus, dass nicht Joggen oder Laufband oder Fitnessstudio das ist, was sie will – auch wenn es fürs Abnehmen gut wäre, sondern sie sieht sich tanzen! »Mit meinem Körper tanzen? Das traue ich mich nicht!« Die Lust ihres Inneren Kindes ebenso wie die der erwachsenen Frau darauf wächst jedoch immer mehr. Sie meldet sich für Probestunden an. Plötzlich taucht ein »Horrorgedanke« auf: die vielen Spiegel im Tanzstudio!

In den folgenden Therapiestunden geht es darum, dass Ursula sich erlaubt, zuerst mal »wie im Dunkeln« zu tanzen, also nicht in den Spiegel zu schauen, sondern nur für sich wahrzunehmen, wie sich das Tanzen anfühlt. Erst später würde sie dann auch in den Spiegel schauen. Sie braucht all ihren Mut, um hinzugehen. Es gibt Rückschläge, wenn die Lehrerin sie kritisiert und sie darüber verzweifelt ist. Dann steht sie abends vor der Schokolade. Aber sie gibt nicht auf, weil sie auf ihr inneres Wohlgefühl hören will, mit dem sie inzwischen so oft gute Erfahrungen gemacht hat. Nach dem ersten Vierteljahr in der Therapie fällt es ihr auch leichter, öfter mal sparsam zu essen, und das Abnehmen verläuft in Wellen, sehr langsam, aber ohne Quälereien wie früher.

Ursula merkt auch in anderen Lebensbereichen, dass sie sich weiterentwickelt hat und wie sehr sie und ihre Fähigkeiten gerade bei der Arbeit geschätzt werden. Sie erkennt, wenn sie sich wieder mal damit beschäftigt, was sie noch perfekter machen könnte. Sie nimmt es wahr und kann immer öfter dem Drang widerstehen, weil sie allmählich glaubt, dass sie o. k. ist, so, wie sie ist.

Auch die Beziehung zu ihrem Mann hat sich verbessert. Sie fragt sich nicht mehr so oft, ob sie ihm körperlich gefällt, sondern stellt für sich befriedigt fest, dass sie sich körperlich mit ihm zusammen gut fühlt.

Veränderungswege / therapeutische Strategien

Selbstwahrnehmung und Bewusstheit fördern

Bei der Wahrnehmung ihrer selbst sollen Klienten mit diesem Muster erkennen lernen, wie eine mögliche Bewertung durch sich selbst oder eine vermutete Bewertung durch andere ihr Grundgefühl beeinträchtigt. Die Übungen der Achtsamkeit aus dem Buddhismus, das heißt, der nicht wertenden Wahrnehmung von allem, was ist, sind hier eine wertvolle Hilfe.

Bezugsrahmenerweiterung und Enttrübung

Für diese Klienten ist es wichtig, zwischen Anerkennung für Sein und für Verhalten bzw. Eigenschaften zu unterscheiden. Jeder Mensch ist o. k., das heißt wichtig und wertvoll, auch wenn er Schwächen oder Verhaltensweisen hat, die nicht gut sind.

Ich-Zustands-Analyse

Das Skriptglaubensmuster »So, wie ich bin, bin ich nicht o. k.« ist tief im Kind-Ich verankert und kann in uns immer wieder ein Minderwertigkeitsgefühl erzeugen, auch wenn wir seine Unangemessenheit mit unserem Erwachsenen-Ich klar erkennen. Das Befragen der Ich-Zustände hilft den Klienten, zwischen den Ich-Zuständen zu differenzieren und sich immer wieder vor allem von abwertenden kritischen Eltern-Ich-Denkmustern zu distanzieren. Die Stärkung des Erwachsenen-Ich ist dazu der erste Schritt.

Selbstannahme durch Beelterung und Erlaubnisarbeit

Im Kind-Ich sind der Selbstwertmangel und die Scham gespeichert. Hier liegt auch der Zugang zu den Kind-Ich-Bedürfnissen nach Anerkennung, Dazugehören-Dürfen und Angenommen-Werden, so, wie man ist. Die Klienten können in der therapeutischen Beziehung eine korrigierende emotionale Erfahrung machen und lernen, mit sich selbst wie eine gute Mutter oder ein guter Vater umzugehen. Der Aufbau fürsorglicher Eltern-Ich-Strukturen ist notwendig, damit Klienten nicht von Therapeuten abhängig werden. Die Klienten müssen letztlich auch darauf verzichten, von den tatsächlichen Eltern noch heute Akzeptanz und Anerkennung erhalten zu wollen, denn sie sind kein Kind mehr und jetzt selbst zuständig für das, was sie sich erlauben wollen. Oft bedeutet dies einen schwierigen Trauer- und Abschiedsprozess von den Wunden der Kindheit.

Eine Falle auf dem Weg ist die Selbstoptimierung: »Wenn ich nur so und so bin bzw. werde, dann bin ich o. k.« Dies ist kein Ausweg aus diesem Skriptmuster, sondern würde die Skriptdynamik verstärken. Hier müssen wir als Therapeuten sehr aufpassen, nicht skriptverstärkend zu arbeiten, indem wir dem Klienten helfen, ein »besserer Mensch« zu werden. Daher führt der nächste Schritt zur Neuentscheidung.

Neuentscheidung

Wenn die Klienten vor allem mit ihrem Kind-Ich in Kontakt sind und dieses durch das wohlwollende Angenommen-Werden endlich zu sich selbst sagen kann: »So, wie ich bin, bin ich o. k., mit meinen Stärken und Schwächen, auch mit meinen Eigenheiten, und: Ich darf mich auch so zeigen«, dann kann vom Kind-Ich eine neue Kraft ausgehen, die Energie der Physis. Hier können Therapeuten die Klienten ermutigen, zu sich selbst zu stehen, und zwar mehr durch ihre akzeptierende Grundhaltung als durch lösungsorientierte Programme.

Integration und Transformation

Das Integrieren der neuen Haltung zu sich selbst führt bei Klienten zu mehr Mitgefühl mit sich und anderen und zu mehr Toleranz, die aber nicht gleichbedeutend ist mit Gleichgültigkeit.

Interessanterweise, und für die Klienten manchmal überraschend, machen diese in der Folge positive Veränderungen durch, ohne sich dies vorgenommen zu haben, also gerade nicht aus dem Gefühl »Wenn ich erst so und so wäre …« Lebensfreude, Liebenswürdigkeit und Nachsicht mit Schwächen sind die Geschenke der Integration.

Anregungen zur Selbstreflexion

- Mit welchen Seiten meiner Persönlichkeit bin ich zufrieden, mit welchen hadere ich?
- Habe ich öfter das Gefühl, ich würde mehr gemocht, wenn ich anders wäre?
- Schäme ich mich öfter dafür, wie ich bin?
- Gibt es Aspekte, wo ich mich unbedingt verbessern sollte, damit ich mit mir selbst zufrieden sein kann?
- Wie gut kann ich unterscheiden, ob es für mich gut ist, mich zu entwickeln und zu verbessern oder auch Dinge perfekt zu machen, weil ich es selber mag und für angemessen erachte – oder ob mein Skript mir das vorschreibt?
- Um wie viel Prozent bin ich mit mir selbst kritischer als andere mit mir?
- Kann ich versöhnlich mit meinen Schwächen sein?
- Kann ich Zuneigung von anderen auch für Seiten an mir annehmen, die ich selbst nicht so mag?
- Mit welcher »Schwäche von mir« möchte ich in nächster Zeit liebevoller umgehen?
- Wo könnte ich mich trauen, mich mehr zu zeigen?

3 Ich glaub, ich bin zu blöd

Psychodynamik

Typisch für Menschen mit einem »Blöd-« oder »Dumm-Muster« ist, dass sie immer wieder Zweifel an ihren intellektuellen Fähigkeiten haben. Mitunter wird das auch daran sichtbar, dass sie sich ein bisschen unwissend zeigen, hilflos bzw. dümmer, als sie sind, natürlich ohne dass ihnen das selbst bewusst wird. Dann zeigen sie nicht ihre wahren Denkfähigkeiten – weil sie ihnen nicht trauen – und schaffen zum Beispiel mit ihren Noten gerade so eben ihren Schul- oder Universitätsabschluss. Oft verbirgt sich dieses Muster jedoch auch hinter einem großen Perfektheitsanspruch. Die kindliche Logik dabei ist: »Wenn es perfekt ist, dann wird es doch endlich gut bzw. gut genug sein. Das ist dann der Beweis, dass ich doch nicht blöd bin.« Nach außen wird dann meist nur sichtbar, wie diese Menschen sich mit ihrem Perfektheitsanspruch quälen und die von außen erhaltene positive Bestätigung ihrer (realistisch) guten Fähigkeiten abwerten. »Beweise« scheinen ihnen sehr wichtig, nur die Messlatte dafür ist oft viel zu hoch. Eine realistische Einschätzung ihrer kognitiven Stärken und Schwächen ist für diese Menschen schwierig, weil jedes Nicht-Gute oder Nicht-Perfekte den Skriptglaubenssatz (»Ich bin zu blöd«) bestätigen könnte.

Erzählte Erinnerungen

Ulrike und das Rechenheft

Ulrike erinnert sich, wie sie in der vierten Klasse war. Wenn Mathearbeiten anstanden, forderte ihr Vater (übrigens Lehrer), dass sie am Nachmittag zuvor viel übte. Damit sie gut abschnitt, sollte sie ein kleines Rechenheft mit den Aufgaben vollschreiben, die im Unterricht dran gewesen waren. Sie tat das auch mehr oder weniger willig. Der Erfolg war, dass sie meistens eine Zwei schrieb. Der Vater war einigermaßen zufrieden und sagte: »Siehst du, es geht doch. Wenn du fleißig übst, bekommst du auch eine gute Note. Wenn du dich noch mehr anstrengst, bekommst du vielleicht auch mal eine Eins.« Es schien so weit alles in Ordnung zu sein. Nicht aber für Ulrike. Ihre beiden Freundinnen hatten eine Eins bekommen – und: Sie hatten nicht geübt, sie waren nämlich am Tag zuvor im Schwimmbad gewesen. Ähnliches erlebte Ulrike wiederholt. Ihre kindlich-logische Schlussfolgerung daraus war: »Ich bin zu blöd zum Rechnen, der Vater traut es mir wohl auch nicht zu, nur wenn ich viel übe, geht es einigermaßen.«

Der nächste Schulaufsatz

Als meine Tochter im Gymnasium war, führte ich mit einigen anderen Müttern eine kontroverse Diskussion. Es ging darum, ob wir unseren Kindern Tipps geben sollten, wenn wir wüssten, was als nächstes Thema im Schulaufsatz drankommen würde. Eine Mutter hatte dies durch Recherchen in Lehrermaterialien herausbekommen. Alles, was die Lehrerin in der Vorwoche in der Klasse besprochen hatte, wies auf ein bestimmtes Aufsatzthema hin.

Die »wissende« Mutter meinte: »Warum soll ich meiner Tochter nicht den Tipp geben, dann kann sie sich vorbereiten und eine gute Note schreiben. Sie muss es ja nicht weitersagen.« Daraufhin fragte eine andere Mutter: »Kannst du mir den Tipp nicht auch für meinen Sohn geben?« Ein schwieriges Dilemma für die »Wissende«: Sollte sie nun mit den anderen Müttern solidarisch sein oder lieber egoistisch, nach dem Motto: Wenn es zu viele wissen, wird es auffallen und dann nutzlos sein.

Mir fiel da der Bericht eines jungen Mannes ein, der als Student größte Probleme gehabt hatte, seine Examensarbeit zu schreiben. Es war für ihn wie eine Blockade. Er erzählte, dass während seiner Schulzeit oft sein Vater für ihn die Hausaufsätze vorformulierte. Er schrieb sie dann ab, und die Lehrerin merkte anscheinend nichts. Sohn (und Vater) bekamen gute Noten. Auf diese Weise lernte der junge Mann allerdings nicht, seinen eigenen Fähigkeiten zu vertrauen.

Zurück zur Diskussion mit den Müttern: Tun wir unseren Kindern wirklich einen Gefallen, wenn wir ihnen Insider-Informationen geben? Zeigen wir damit nicht, dass wir nicht genug Vertrauen in die Kompetenzen unserer Kinder haben, dass sie ihre eigenen Lernwege gut selbst gehen können – und zwar ohne »Tricks«? Fing das Problem nicht schon damit an, dass eine Mutter nach dem nächsten Schulaufsatzthema fahndete? Was veranlasste sie dazu? Und welches Bild hat sie neben ihrer guten Absicht damit möglicherweise ihrer Tochter übermittelt, wenn auch unbewusst?

Fallbeispiel Werner

Werner ist ein erfolgreicher Manager in einem Großkonzern und hat weitreichende Führungsverantwortung. Er ist äußerst engagiert für seine Firma und nimmt seine Verantwortung sehr ernst. Er ist ein kluger und vielseitig belesener Mann mit hohem ethischem Anspruch an sich selbst und seine Arbeit. Er ist verheiratet und hat zwei erwachsene Töchter. Die Ältere studiert Germanistik, die Jüngere macht eine Schreinerlehre. Seine Frau hat eine leitende Stelle im Sozialbereich.

Werner ist das erste Kind seiner damals sehr jungen Eltern. Später kam noch eine Schwester hinzu. Seine Eltern mussten wegen Werner heiraten. Der Vater war mit seiner Ausbildung damals noch nicht fertig, die Mutter ging jobben, während die Großmutter den Jungen versorgte. Werner war nicht gewollt und fühlte sich nirgendwo wirklich sicher und geborgen. Die Ehe der Eltern hielt nicht lange.

In der Schule schlug Werner sich mit Ach und Krach durch bis zum Abitur, ohne Unterstützung der Eltern. Sein Vater sagte öfter: »Na, dann musst du aber tüchtig lernen, sonst landest du doch bei der Müllabfuhr!« Werner entschloss sich gegen den Willen der Eltern zu studieren und jobbte nebenbei, denn das Bafög reichte nicht. Irgendwie »zog es mich dabei aber aus der Kurve, ich versäumte Prüfungen und verbummelte zwei Semester«. Werner zweifelte an sich und seiner Lernfähigkeit, kämpfte mitunter auch mit Lernunlust, und die studentischen Aktivitäten wie »Mädchen« und »Feiern« lockten. Er brach das Studium kurz vorm Diplom ab und begann eine Lehre als Elektrotechniker. Der Kommentar seines Vaters: »Wenn das wieder nicht klappt, musst du halt doch zur Müllabfuhr.«

Werner schaffte die Lehre und bekam eine Stelle in seiner jetzigen Firma. Allmählich arbeitete er sich hoch. Er hatte Vorgesetzte, die ihn schätzten und förderten. Er wurde ehrgeizig und wollte zeigen, dass er doch mehr konnte, als sein Vater glaubte. Um das zu beweisen, durfte er aber keine Fehler machen. Er war sehr gewissenhaft und fleißig und brachte es damit weit. Sein innerer Zweifel aber, ob er alles gut genug machte oder doch unfähig war, blieb, auch während er Karriere machte.

Seine unmittelbaren Kollegen waren alle Akademiker, was Werners Selbstwertzweifeln noch mehr Nahrung gab. Er musste es schaffen, und dieser innere Antrieb brachte ihn oft an den Rand der Erschöpfung. Er musste es vor allem allein schaffen, denn nur so konnte er sich und anderen beweisen, dass er nicht zu blöd dazu war.

Erschwerend kam hinzu, dass er ein sehr zugewandter und einfühlsamer Mann war, der anderen gerne Mühen abnahm. So hatte er es früher auch bei seiner jungen Mutter gemacht, für die er in ihrer Überforderung nicht noch eine zusätzliche Last sein wollte. Auch dem Großvater, bei dem er öfter war, wollte er die Last abnehmen, die dieser aus Kriegszeiten mit sich herumtrug.

Werner nahm seine große Überforderung und Erschöpfung durchaus wahr. Aber der Zweifel an seiner Intelligenz und Kompetenz trieb ihn weiter an und erlaubte ihm kein Aufgeben oder Nachlassen. Mithilfe eines Coachings wollte er lernen, mit allem besser fertigzuwerden. Parallel hatte er zusätzlich begonnen, im Abend- und Fernstudium Psychologie zu studieren. Im Zuge der Vorbereitungen auf das Diplom kam es zum inneren Zusammenbruch. Er hatte kein Maß mehr dafür, was angemessen oder gut genug war, um die Prüfungen zu bestehen, und verschob sie mehrmals. Werner suchte nun – kurz vor dem Burnout – in der Therapie einen Ausweg.

Therapie

»Ich habe – von außen betrachtet – so viel erreicht, warum kann ich damit nicht zufrieden sein?« Werner möchte seine Selbstzweifel verstehen und lernen, sich nicht mehr so anzutreiben. Gleichzeitig hat er Angst, »dass sich herausstellen könnte, dass ich wirklich zu blöd bin, um ein Studium zu schaffen«. »Manchmal möchte ich am liebsten alles hinschmeißen und einfach nur ein einfaches Leben führen, zum Beispiel Brötchen verkaufen. Aber ich habe ja eine Familie zu ernähren!« Wenn sein Selbstzweifel zu groß wird, versucht er sich mit Sport und Alkohol abzulenken. Das hält aber nicht lange an.

Werner fällt es schwer, sich einzugestehen, wie sehr ihm die mangelnde intellektuelle Unterstützung und Zuwendung seiner Eltern gefehlt haben und wie stark sein Kind-Ich auch heute noch glaubt, zu dumm und nicht liebenswert zu sein. »Erst wenn ich das Psychologie-Diplom in der Tasche habe, werde ich mir glauben, dass ich nicht zu blöd bin!« Gleichzeitig wird Werner bewusst, wie er sich selbst mit dem Verschieben sabotiert. Seine Frau hat inzwischen auch »keinen Nerv mehr«, da er nur noch in seiner Arbeit gefangen ist. Werner möchte von der Therapie auch darin unterstützt werden, sich zu beweisen, doch klug genug zu sein. Damit ist die Therapie in Gefahr, die Abhängigkeit von seinem Lebensskriptmuster zu festigen. Stattdessen ist die Herausforderung für ihn: Ist er bereit, diesen Beweis aufzugeben, loszulassen? Und sich selbst einfach zu glauben, dass er, so, wie er ist, und mit dem, was er kann, bereits gut genug ist? Oder glaubt er innerlich immer noch seinem Vater, dass er nur für einen Job bei der Müllabfuhr (oder im Brötchenverkauf) klug genug ist? Werner ist bereit, sich diesen herausfordernden Fragen zu stellen, darüber nachzudenken und zu ergründen, warum ihm der Stachel der Vergangenheit noch so tief im Fleisch sitzt und immer noch schmerzt.

Beim Erzählen seiner Lebensgeschichte und seiner Lieblingsgeschichten, die ihn früher gefesselt haben, entdeckt Werner seine kindlichen Skriptmuster. Interessanterweise wählt er als wichtige

Identifikationsgeschichte von früher das Märchen *Rumpelstilzchen.* Rumpelstilzchen ist ja nicht dumm, hat sogar besondere Begabungen. Die Tragik dabei ist, dass es seine Begabungen nicht öffentlich zeigen und dazu stehen kann. Es hofft, doch vom Leben noch etwas abzubekommen, indem es anderen hilft. Letztlich aber ist Rumpelstilzchen allein.

Eine erstaunliche Parallele ist eine Aussage von Werner über sich: »Ich bin froh, wenn der Tag zu Ende ist, im Dunkeln geht es mir gut!« Im Dunkeln wird man nicht gesehen, da kann man loslassen und einfach sein. Welche Sehnsucht des Kindes nach Geborgenheit und Angenommen-Sein lässt sich dahinter erahnen!

Zusammenfassung: Werners Skriptglaubenssätze

- **Ich bin eine Last für meine Eltern.**
- **Ich bin zu blöd und werde es nie schaffen.**
- **Niemand darf sehen, wie ich wirklich bin.**
- **Ich bin allein, keiner versteht mich.**

Seine Skriptentscheidungen als Kind

- **Ich darf meinen Eltern nicht noch mehr Sorgen machen, deshalb muss ich alles allein machen.**
- **Ich muss stark und fleißig sein, dann kann ich überleben.**
- **Ich muss mehr wissen als alle anderen (dann kann es gut werden).**
- **Wenn ich groß bin, dann werde ich euch zeigen, wie klug ich bin (mit der kindlichen Hoffnung, dann endlich von den Eltern anerkannt zu werden).**

Befolgte Antreiber

- **Mach's recht.**
- **Sei stark.**
- **Sei perfekt.**
- **Streng dich an.**

Seine Kinderwünsche

- **Nehmt mich doch mal wahr.**
- **Nehmt mich an die Hand und zeigt mir alles.**
- **Schaut mal, was ich alles kann.**
- **Papa, sag mal, dass du stolz auf mich bist.**
- **Spielt mal mit mir!**
- **Sagt mir, dass ihr mich liebt.**

Indem Werner sich sehr anstrengt und alles perfekt machen will, hofft er, seinen Skriptglaubenssatz, zu blöd zu sein, widerlegen zu können und endlich zufrieden zu sein. Er will anderen nicht zur Last fallen, deshalb muss er stark sein und am besten alles allein schaffen.

Werner soll in der Therapie wahrnehmen lernen, dass andere ihn anders einschätzen als er sich selbst. Immer wieder muss er reflektieren, wie hoch er seine Messlatte wieder mal gesteckt hat. Er muss sich auch seinen Perfektionsanspruch eingestehen. Das fällt ihm nicht leicht, denn damit kommt er in Kontakt mit dem darunterliegenden Unzulänglichkeitsgefühl.

Er braucht Verständnis für seine Skriptentstehung: Wie kam es, dass er als Kind geglaubt hat, zu blöd zu sein? Damit es nicht nur eine kognitive Erkenntnis bleibt, dass er heute ein sehr kluger und fähiger Mann ist, braucht er Kontakt zu seinem Inneren Kind, das nicht daran glaubt. In der Begegnung mit seinem »kleinen Jungen« spürt er auch dessen Zweifel und Unsicherheit und wie sehr er als Kind alleingelassen wurde. Und er kann sehen, welche Enttäuschung das früher für ihn war, dass Eltern und auch Lehrer seine eigenen Fähigkeiten nicht genügend gesehen und gefördert haben. Das sind häufig sehr schmerzhafte Erinnerungen. Und es tut dem Klienten gut, wenn dieses enttäuschte Kind in ihm im Gespräch, in der Therapie gesehen und gewürdigt wird für das, was es erlitten hat. Denn es hätte mehr Zuwendung und Ermutigung gebraucht, um dem eigenen Denken trauen zu dürfen und sich intellektuell zu entwickeln.

Veränderungswege / therapeutische Strategien

Selbstwahrnehmung und Bewusstheit fördern

Zunächst geht es darum, dass die Klienten lernen, sich selbst mehr wahrzunehmen, vor allem natürlich im Hinblick auf das Gefühl, nicht klug genug zu sein. Sie sollen beobachten und erkennen, wie oft sie sich selbst mit ihrem Denken abwerten.

Bezugsrahmenerweiterung und Enttrübung

Indem sie sich immer wieder spiegeln lassen, das heißt, sich auch aktiv Feedback holen, können die Klienten erkennen, wie unterschiedlich die Bewertungen sind und dass ihr eigener Maßstab mitunter arg überhöht und unangemessen ist.

Ich-Zustands-Analyse

Die ersten Veränderungen können sich anbahnen, wenn die Klienten im inneren Dialog zwischen ihren Ich-Zuständen erkennen können, wie ihr Eltern-Ich, ihr Erwachsenen-Ich und ihr Kind-Ich sich in der Einschätzung uneinig sind, und dass vor allem das Kind-Ich die gesunde und realistische Sichtweise des Erwachsenen-Ichs nicht glauben und fühlen kann.

Selbstannahme durch Beelterung

Der nächste Schritt wird sein, zu prüfen, wie viel fürsorgliche Eltern-Ich-Kompetenzen im Klienten vorhanden sind und ob er diese auch für sich selbst aktivieren und einsetzen kann. Das heißt, wie weit kann er fürsorglich und unterstützend mit sich selbst umgehen, mit sich selbst reden und sein verunsichertes Kind-Ich beruhigen oder stärken? Das Tragische ist ja oft, dass Menschen mit sich selbst genauso abwertend umgehen, wie sie es früher von Bezugspersonen erlebt haben.

Die therapeutischen Fragen und zugleich die Fragen an die Klienten sind hier:

- Was braucht dieser verunsicherte Teil in dir, dass er sich und seinem Denken vertrauen kann und dass er wachsen und sich weiterentwickeln kann?
- Wie kannst du dir das selbst geben und von wem brauchst du das auch noch?
- Wie ist das für dich, wenn du von mir Feedback zu deinem guten Denken bekommst?

Erlaubnisarbeit

Statt dem Antreiber »Sei perfekt« oder »Streng dich an« zu folgen, um seinem Skriptmuster zu entkommen, braucht der Klient unterstützende Erlaubnisse, die wir mit ihm erarbeiten können, zum Beispiel:

- Ich darf auch Fehler machen.
- Gut ist gut genug.
- Es darf auch leicht gehen oder ich darf es mir auch leicht machen.

Wichtig ist, dass der Klient bei den Erlaubnis-Sätzen eine für ihn stimmige Formulierung findet, die ihm kraftvoll erscheint. Erlaubnisarbeit zur Entschärfung der Antreiber allein reicht aber nicht aus. Denn oft tritt dann das zugrunde liegende negative Skriptmuster deutlicher hervor: »Jetzt mach ich es mir leicht, und was kommt dann dabei heraus: Es war nicht gut genug, ich bin nicht gut genug!« Darum ist ein wichtiger therapeutischer Schritt, neben der kognitiven nun auch eine emotional gefühlte Neuentscheidung zu treffen, in die das Kind-Ich mit einbezogen werden muss bzw. die vor allem im Kind-Ich stattfindet.

Neuentscheidung

Immer wieder wird es darum gehen, den Klienten anzuregen, sich selbst endlich zu glauben, dass er klug und kompetent ist, dass er seinem Denken vertrauen und es gut einsetzen kann. Das kann im Durcharbeiten alter, erinnerter Schlüsselszenen mit den Eltern erfolgen, zum Beispiel im regressiven Rollenspiel oder mit gestalttherapeutischer Stuhlarbeit. Einen guten Zugang zum Kind-Ich des Klienten bekomme ich in meinen Seminaren immer auch durch das Fragen nach den damaligen kindlichen Sehnsüchten und Bedürfnissen, hier zum Beispiel:

- Papa, hilf mir, meine Gedanken zu ordnen.
- Sagt nicht immer: Dazu bist du noch zu klein, das verstehst du noch nicht.
- Trau mir was zu!
- Sag doch mal, dass ich ein kluges Kind bin!
- Vergleich mich doch nicht immer mit anderen.

Integration und Transformation

Eine Integration der Skriptveränderung wird deutlich, wenn die Klienten sich mit ihrem Denken, ihrem Wissen und ihren Kompetenzen annehmen, ohne sich ständig mit anderen vergleichen zu müssen. Nun können sie auch frei entscheiden, ob und wie viel sie sich anstrengen wollen und wie viel Perfektion ihnen in der jeweiligen Situation wirklich wichtig ist. Sie haben dann auch innerlich eine Wahl, Fehler zuzulassen, es sich auch mal leicht zu machen, ohne sich dadurch schlecht zu fühlen und ihr altes Muster wieder zu bestätigen. In einer stark konkurrierenden Umgebung können nämlich diese alten Muster leicht angetriggert werden. Jetzt können Klienten auch Unwissenheit zulassen, auch öffentlich, und ebenso können sie sich herzlich an Perfektion freuen und über sich und für sich selbst stolz sein.

Anregungen zur Selbstreflexion

- Was denke ich über meine kognitiven und intellektuellen Fähigkeiten?
- Bin ich mit mir zufrieden? Ist für mich gut genug auch gut genug?

- Vergleiche ich meine Leistungen viel oder ständig mit denen anderer? Und macht mich das zufrieden oder unzufrieden?
- Habe ich oft das Gefühl, dass ich mich nicht genug anstrenge, dass ich doch wesentlich mehr leisten könnte?
- Wie sehr treibe ich mich selbst an, immer noch besser zu werden?
- Wem möchte ich noch etwas beweisen? Und kann ich auch darauf verzichten und einfach mit mir zufrieden sein?
- Kann ich wahrnehmen und annehmen, wie andere meine Leistung sehen? Oder schätze ich mich selbst ständig schlechter ein als andere mich?
- Kann ich meine Stärken und Schwächen realistisch sehen und sie auch so annehmen?
- Kann ich (intellektuelle) Unsicherheiten und Nicht-Wissen zulassen, ohne mich gleich für dumm zu halten?
- Kann ich mir auch Unterstützung holen, um Aufgaben gut zu machen?

4 Ich darf nicht zu erfolgreich sein

Psychodynamik

Auf den ersten Blick hat dieses Skriptmuster einige Ähnlichkeit mit dem zuvor beschriebenen, zumindest im Endresultat. Bei diesem Muster gibt es aber keinen Zweifel an der eigenen Klugheit und den eigenen Fähigkeiten, sondern es handelt sich um zumeist unbewusste Hindernisse auf dem Weg zum Erfolg, die mit dem System der Familie zusammenhängen. Es wirkt wie ein unbewusstes Verbot, überhaupt erfolgreich zu sein.

Manchmal bekommen Kinder von ihren Eltern dazu indirekte Botschaften wie: »Zu studieren brauchst du nicht, danach kriegst du ja eh keinen Job damit«, oder: »Wir haben unser Brot mit unserer Hände Arbeit verdient, mach du das genauso!« Aber auch, wenn Kinder von ihren Eltern hören: »Du sollst es mal besser haben als wir, also streng dich an und lern was Ordentliches«, spüren sie bisweilen unbewusst, dass Erfolg nicht wirklich gewünscht ist, weil er andere kränken oder belasten könnte. Aus Loyalität des Kindes zu wichtigen Personen seiner Familie verzichtet es auf Erfolg, weil es diesen den anderen nicht zumuten will oder weil es sie nicht mit deren Einschränkung, Behinderung, eigener Enttäuschung oder Versagen konfrontieren will. Für Kinder sind der Zusammenhalt und das Wohlergehen der eigenen Ursprungsfamilie meist wichtiger als die eigene Entwicklung, denn sie sind ja auf die Familie angewiesen und haben nur diese. So verzichtet das Kind aus Liebe zu seiner Familie, seinen Eltern oder Geschwistern möglicherweise auf eigenes Glück und Erfolg, ohne dass ihm dies in seiner ganzen Tragweite bewusst ist.

So können Prüfungen und Schulabschlüsse verbummelt, gute Arbeitsstellen abgewertet werden, oder der Erfolg wird im Nachhinein auf scheinbar zufällige Weise zunichte gemacht. Natürlich können auch reale Faktoren in der Arbeitswelt bei Misserfolg eine Rolle spielen. Aber wenn sich die Misserfolge wiederholen und nicht logisch durch reale äußere Ursachen zu erklären sind, sondern eher einem typischen Muster von wohlbekannten eigenen Versäumnissen, Nachlässigkeiten oder scheinbar willkürlichem Zerstören folgen, dann können wir eher von diesem Skriptmuster ausgehen.

Oft ist es auch ganz schlicht so, dass jemand genau das nicht tut, was zum Erfolg führen würde, obwohl er alle Fähigkeiten dazu hätte. Versagen und Misserfolg sind dann vertraute Begleiter.

Erzählte Erinnerungen

Besser als meine Schwester?

Franzi hat einen Karrierejob angeboten bekommen – eigentlich ihr Traumjob an der Uni –, diesen aber kurzerhand abgelehnt. Ihr Freund sagt dazu nur: »Du spinnst.«

Franzi berichtet, dass sie als junges Mädchen immer überlegt hat, ob sie lieber ein lustiges Kasperle bleiben oder doch Professorin werden will. Sie konnte nämlich den Vater gut zum Lachen bringen.

Bei Rosi, Franzis zwei Jahre älterer Schwester, wurde nach der Kindergartenzeit eine leichte Lernbehinderung festgestellt. Rosi besuchte zwar eine normale Schule, kam aber immer nur gerade so mit und bekam viel Extraförderung und Spieltherapie.

Der Vater starb an Krebs, als Franzi fünf Jahre alt war. Es war eine schwere Zeit für die Mutter. Franzi wollte sie nicht noch mehr belasten und nahm sich vor, nicht mehr traurig zu sein und nicht zu weinen. Sie musste oft Rücksicht auf die Schwester nehmen und zurückstecken, wenn die Mutter mit Rosi zu deren Therapien fuhr. Manchmal ärgerte sie ihre große Schwester und gab mit den Dingen an, die sie schon alle in der Schule gelernt hatte und besser konnte als die Große. Wenn die Mutter das mitbekam, schimpfte sie mit Franzi. Schlimmer aber war es für Franzi, wenn die Mutter dann zu weinen anfing und sagte, das dürfe sie der großen Schwester doch nicht antun, die sei doch schon traurig genug. Wenn Franzi dann auf ihr Zimmer geschickt wurde, weinte sie erst mal in ihr Kissen. Dann nahm sie ihren Teddybär in den Arm, biss ihn vor Zorn in seinen Fuß und beschloss: »So, wir beide dürfen nicht gescheit sein!«

Fallbeispiel Christoph

Christoph ist 38 Jahre alt und seit drei Jahren freiberuflich als Trainer im Bereich Informationstechnik und Kommunikation tätig. Er lebt allein, hat aber seit längerer Zeit eine feste Beziehung mit einer Religionspädagogin. Er kommt zur Beratung wegen immer häufiger auftretender Arbeitsstörungen und Ängsten vor Leistungsversagen. Er leide sehr darunter, obwohl er in seinem Beruf bislang noch erfolgreich sei.

Aus seiner Lebensgeschichte berichtet er, dass beide Eltern Arbeiter waren. Seine ältere Schwester ist Hauswirtschafterin geworden. Er selbst machte die Mittlere Reife und dann noch das Fachabitur und studierte Elektrotechnik. »Mein Vater hätte es lieber gesehen, wenn ich gleich nach der Hauptschule in die Lehre gegangen wäre. Den Eltern war es immer wichtig, dass wir Kinder schnell auf eigenen Beinen stehen. Viel Geld gab es zu Hause nicht.« Dennoch beschloss Christoph damals – ohne Unterstützung der Eltern –, ein Studium zu beginnen und nebenbei zu jobben. Er arbeitete sich in einer größeren Firma hoch bis in die Personalabteilung. Dazu besuchte er eine Reihe von Fortbildungen. Nachdem sich erste Erfolge eingestellt hatten, machte er sich selbstständig. Ein Freund hatte ihm dazu geraten, und Christoph dachte, dass es schon gut gehen werde. Er bekam schnell eine Reihe guter Aufträge – und ein mulmiges Gefühl im Bauch. Schlafstörungen waren die Folge, und Christoph fühlte sich bei der Vorbereitung von Trainings oft wie blockiert. Er begann, anstehende Aufgaben vor sich herzuschieben bis kurz vor Schluss, verzettelte sich und vergaß manchmal wichtige Korrespondenz. Seine Versagensängste steigerten sich, obwohl er in den Trainings immer sehr gutes Feedback bekam.

Therapie

Zu Beginn der Therapie zweifelt Christoph an seiner Entscheidung, sich selbstständig zu machen. »Vielleicht habe ich mich doch übernommen und wollte zu viel. Ehrgeiz tut nie gut. Wäre ich doch bei dem geblieben, was Vater mir geraten hätte. Dann hätte ich jetzt ein ruhiges und einfaches Leben. Meinem Vater erzähle ich nichts von meinen Ängsten, vor allem nichts von meinen Erfolgen. Das kann ich ihm nichts zumuten. Er hat immer gesagt, wer hoch hinaufkommt, kann tief fallen. Er hat sich immer so geplagt in seinem Leben. Und ich? Ein paar Tage Training, und ich verdiene so viel wie er in einem Vierteljahr. Wie soll ich ihm das erzählen? Er tut mir wirklich leid.«

Christoph wählt als Märchen aus seiner Kinderzeit *Aschenputtel.* Sein Kommentar dazu ist, das sei wie zu Hause: einfach nüchterne Arbeit, fleißig sein, und das täglich. Luxus und Vergnügen gebe es nur im Traum. Seine zweite Identifikationsgeschichte ist der Film *Club der toten Dichter.* An diesem Film fasziniert ihn, wie ein Lehrer sich für seine Schüler engagiert, sie mit seiner Begeisterung ansteckt zum Lernen, und sie miteinander und mit ihm Gemeinschaft erleben – auch wenn dies im Verborgenen stattfindet. Mit den inneren Nöten und Zwiespälten der Beteiligten, als alles herauskommt, kann er sich voll identifizieren. Sein Vater empfand den Film als »intellektuelle Selbstbeweihräucherung«. Christoph fühlte sich nach diesem Urteil sehr unverstanden und einsam.

In der Betrachtung seiner gewählten Geschichten vor dem Hintergrund seiner Kindheit und Jugend wird ihm deutlich, dass er verinnerlicht hat, dass Erfolg für ihn nicht möglich ist, wenn er zu seiner Familie dazugehören und die Anerkennung seines Vaters haben will.

Zusammenfassung: Christophs Skriptglaubenssätze

- **Erfolg ist nichts für mich.**
- **Mach's wie wir.**
- **Bleib bescheiden.**

Seine Skriptentscheidungen als Kind

- **Ich darf die Eltern nicht belasten.**
- **Ich muss alles allein schaffen.**

Befolgte Antreiber

- **Sei stark.**
- **Streng dich an.**
- **Mach's mir recht.**

Seine Kinderwünsche

- **Papa, sei mal stolz auf mich.**
- **Sag mir, wie klug ich bin.**
- **Freut euch über meine Zeugnisse.**
- **Lasst mich doch viel lernen.**

Als Christoph die Zusammenhänge deutlich werden und er seine frühen Skriptentscheidungen als seinerzeit kluge Strategien verstehen kann, muss er lächeln: So sehr hatte er um die Zuneigung seines Vaters gekämpft, dass er lieber auf eigenen Erfolg verzichten wollte, als den Vater zu enttäuschen, vor allem, ihm vor Augen zu führen, wie arm dieser war. Eigentlich hat er den Vater einfach nur lieb. Auf meine Frage, ob sein Vater denn unglücklich gewesen sei, muss Christoph ein zweites Mal lächeln. Er hat eine versöhnliche Erkenntnis: Sein Vater war zwar ein einfacher Arbeiter, aber nicht arm als Mensch. Bei aller Mühsal hatte er einen inneren Reichtum, den er aber nicht so gut zeigen konnte.

In weiteren Therapiestunden arbeite ich mit Christoph an der Fragestellung, ob er sich selbst seinen Erfolg nun erlauben will und auch seinem Vater davon erzählt. Christoph entdeckt, dass falsches Mitleid beiden nicht guttut und er sich und seinem Vater auch die Chance nimmt, einander ihren Respekt und ihre Zuneigung zu zeigen, auch wenn beide so unterschiedliche Berufswege gehen. Christoph braucht einige Anläufe, bis er sich traut, mit seinem Vater zu reden. Es ist für ihn wichtig, dass er sich traut, sich mit seinem Erfolg zu zeigen, um wirklich dazu zu stehen.

Inzwischen hat er seine berufliche Selbstständigkeit weiter ausbauen können und kein mulmiges Gefühl mehr, wenn er anspruchsvolle Aufträge bekommt. Er ist glücklich, aus der Bearbeitung dieses

Skriptmusters gelernt zu haben, dass Zuneigung und Zugehörigkeit nicht durch Erfolg oder Nichterfolg erkauft werden können, sondern nur durch menschliche Beziehung und Respekt. Er nimmt aus seiner Geschichte auch mit, dass ihm neben dem Erfolg eine innere Bescheidenheit und Einfachheit sehr wichtig sind. So hat er aus seinem Lebensskript etwas Gutes gemacht. Eine heilsame Integration und Transformation seines Erfolgs- und Leidensweges hat stattgefunden.

Veränderungswege / therapeutische Strategien

Selbstreflexion und Enttrübung

Wichtiger Schritt zu Beginn ist die Überprüfung, inwieweit der Misserfolg vermeidbar ist, das heißt, was die äußeren, nicht oder kaum beeinflussbaren Faktoren sind und was die selbst gelegten Stolpersteine.

Exploration und Verstehen der systemischen Zusammenhänge

Wenn die Klienten erkennen können, welche Funktion ihr eigener Erfolg oder Misserfolg in ihrem Familiensystem hat, kann dies zunächst Wellen von Enttäuschung und Wut hervorrufen, aber dann auch Verständnis dafür, dass sie diese Wahl aus Mitleid, Zugehörigkeitsbedürfnis und letztlich aus Zuneigung getroffen haben.

Erlaubnisarbeit

Auch hier geht es wieder um die Erarbeitung einer inneren Erlaubnis, zu seinem eigenen Erfolg stehen zu dürfen, auch wenn dies für manche Bezugspersonen wie eine Zumutung erscheinen mag. Die Klienten erleben oft Ernüchterung und Ermutigung zugleich, wenn sie erkennen, dass sie als Kind nur die Möglichkeit sahen, sich selbst Misserfolg zuzumuten, um andere nicht zu kränken.

Neuentscheidung

Wenn Klienten erkennen, dass sie ihren Eltern deren (vermutetes oder reales) Leid nicht wirklich abnehmen können, dann fällt es ihnen leichter, zu sich selbst und der Gestaltung ihres eigenen Lebens zu stehen und Verantwortung für den eigenen Erfolg zu übernehmen.

Integration und Transformation

Dies gelingt vor allem dann, wenn die Klienten sich ihres Erfolges freuen dürfen, aber ihren Wert und ihre Zuneigung zu sich und anderen davon nicht abhängig machen.

Anregungen zur Selbstreflexion

- Was verbinde ich mit »erfolgreich sein«?
- Wie wichtig ist mir Erfolg?
- Glaube ich, dass Erfolg vor allem mit Glück-Haben oder Bevorzugt-Werden zusammenhängt?
- Habe ich das Gefühl, nicht besser sein zu dürfen als meine Eltern oder Geschwister?
- Verzichte ich manchmal (vielleicht unbewusst) darauf, meine Leistungen zu zeigen, um andere nicht zu blamieren oder mit ihren Schwächen zu konfrontieren?
- Gibt es Menschen in meiner persönlichen Umgebung, die ich schonen möchte, indem ich auf meinen Leistungserfolg verzichte, weil sie diesen Erfolg nicht haben?
- Glaube ich, dass es Menschen gibt, die neidisch sind und mir meinen Erfolg nicht gönnen?
- Darf ich meinen Erfolg zeigen und genießen?

5 Freude und Glück gibt es für mich nicht

Psychodynamik

Freude ist eines der elementaren Grundgefühle, und jeder hat das Bedürfnis, möglichst glücklich zu sein oder zu werden und Freude im Leben zu haben. Es gibt in jedem Leben gute und schlechte Zeiten und nicht immer genügend reale Anlässe zur Freude. Das Skriptmuster, keine Freude zu erleben, ist unabhängig von äußeren Bedingungen. Es ist wie eine innere Blockade, die die Fähigkeit zur Freude ausbremst. Typischer Ausdruck ist oft: »Ich weiß auch nicht, warum ich mich nicht freuen kann, wo doch alles gut ist und es genug Anlass zur Freude gäbe!« Ich möchte dieses Skriptmuster nicht mit einer depressiven Erkrankung gleichsetzen, wenngleich es einige Parallelen zur Unfähigkeit von Depressiven gibt, Freude zu empfinden. Hier geht es mir um die unbewusste innere Einstellung, die wir uns irgendwann einmal eingeprägt haben, dass uns Freude nicht zusteht. Sie steht uns nicht zu, weil wir nicht glücklicher sein dürfen als zum Beispiel unsere Eltern oder unsere Geschwister. Das ist ein ähnlicher Mechanismus wie beim nicht erlaubten Erfolg. Systemisch betrachtet, schonen wir mit unserer Freudlosigkeit andere, für uns wichtige Menschen, die auch nicht glücklich sind. Sie würden ja noch mehr leiden im Vergleich mit uns. Wir würden uns angesichts des Leides der anderen zu viel rausnehmen, wenn wir uns an unserem Leben freuen. Es ist gerade so, als fürchteten wir den Neid der Götter, wenn wir es uns zu gut gehen lassen. Viele von uns kennen den Spruch: »Vögel, die am Morgen singen, holt am Abend die Katz.« Das Damoklesschwert hängt über uns, daher ist es besser, auf Freude und Genuss zu verzichten, dann kommt auch kein dickes Ende nach.

Erzählte Erinnerungen

Auf dem Sofa

Eine Frau beklagt sich über sich selbst, dass sie sich nicht richtig entspannen kann und vor jedem Urlaub ein diffuses Unbehagen verspürt. Langeweile und Nichtstun sind ihr ein Gräuel. Wenn sie sich nützlich machen kann, geht es ihr besser. Folgende Szene fällt ihr dazu ein: »Wenn meine Mutter sich unbeobachtet fühlte, saß sie tagsüber gerne mal auf dem Sofa und las Frauenromane, während wir Kinder unsere Hausaufgaben machten. Sobald die Oma oder mein Vater von draußen reinkamen, sprang sie immer gleich auf und beschäftigte sich sofort mit irgendeiner Hausarbeit. Arbeit war das höchste Gebot in unserer Familie.«

»Auf jedes Lachen folgt eine Träne«

Bärbel, heute eine ernste und tüchtige Frau, war früher ein fröhliches und verspieltes Kind. Wenn die Eltern viel an ihrem Haus arbeiten mussten, dann war Bärbel bei der Oma. Sie war gerne dort, auch wenn die Oma streng war. Bärbel erinnert sich noch genau an Omas Worte, wenn sie wieder mal fröhlich und ausgelassen war: »Auf jedes Lachen folgt eine Träne.« Sie fand den Spruch doof. Aber wenn sie sich dann beim Spielen im Garten am Bein verletzte und weinte, dann sagte Oma: »Siehst du, ich hab's dir ja gesagt.« Bärbel ergänzt diese Erinnerung mit dem Satz: »Und irgendwann habe ich es Oma geglaubt, denn meistens habe ich dann wegen irgendwas geweint. Also habe ich aufgehört, so viel zu lachen.«

Fallbeispiel Bernhard

Bernhard kommt in die Therapie, weil er immer wieder die Lebensfreude verliert, obwohl er durchaus Grund zur Freude hätte. Er arbeitet als Steuerberater in einer kleinen Firma, macht das sehr gewissenhaft und nimmt öfter auch am Wochenende Arbeit mit nach Hause. Spaß macht ihm die Arbeit allerdings schon lange nicht mehr. Er ist 43 Jahre alt, verheiratet und hat zwei Söhne im Grundschulalter. Seine Frau jobbt halbtags in einem Bekleidungsgeschäft.

Es bedrückt ihn vor allem, dass er auch mit seiner Frau, die er liebt, und seinen Söhnen zusammen so wenig Freude empfinden kann. Als Kind hat er Freude in seiner Herkunftsfamilie sehr vermisst, und er wundert sich, dass sie ihm auch als Erwachsenem nicht gelingen will. Schließlich hat er doch alles dafür getan, dass sein Leben jetzt gut ist. »Ich glaub, das schöne Leben ist nicht für mich« – das ist einer seiner ersten Sätze in der Therapie. Das macht mich hellhörig. Wie kommt jemand zu so einer Aussage?

Bernhard wuchs als ältester Sohn seiner Eltern in einem kleinen Dorf auf. Er hat noch zwei jüngere Schwestern. Sein Vater war Lehrer für Latein und Mathematik und mit den Problemen in seiner Schule ständig überlastet. Daheim war der Vater sehr schweigsam. Am liebsten schaute er abends im Fernsehen Geschichten aus dem Dritten Reich. Danach war er allerdings nicht ansprechbar, sondern schlecht gelaunt. Der Opa wohnte im Nachbarhaus. Er war mit einer Kriegsverletzung aus Russland zurückgekehrt. Zum Mittagessen kam er immer zur Familie dazu. Mit seinem Holzbein und seiner Krücke schlug er manchmal nach den Kindern, wenn sie zu laut waren. Bernhards Mutter war Näherin und arbeitete zu Hause. Wenn sie mit Küche und Haushalt fertig war, saß sie immer im Wohnzimmer an ihrer Nähmaschine. Jede Woche kam ein Lieferant, holte die fertige Kleidung ab und brachte neues Material. Bernhard beschäftigte sich als Kind meist mit sich selbst. Keiner der Erwachsenen hatte Zeit zum Spielen. Die zwei kleinen Schwestern mussten viel in Haus und Garten mithelfen. Die Mutter war oft niedergeschlagen. Manchmal sprach sie davon, dass sie ihre eigene Familie so sehr vermisste, ihre Eltern und die Brüder, die im Jugoslawienkrieg gefallen waren. Sie stammte aus einer sehr katholischen Familie.

Bernhard erzählt, dass er sich damals sehr auf die Schule freute, um daheim rauszukommen. Der Vater sagte vor Schulbeginn: »Freu dich ja nicht zu früh, denn dann fängt der Ernst des Lebens an.«

Therapie

Bernhards gewähltes Kindermärchen ist *Hänsel und Gretel.* Diese Kinder hatten wie er selbst kein schönes Leben. Und die Lebkuchen bei der Hexe waren trügerisch, denn die Bedrohung kam gleich nach dem Naschen! Beim Erzählen seiner zweiten Geschichte aus der Zeit der Pubertät ist Bernhard besonders bewegt: *Narziss und Goldmund*, die Geschichte zweier entgegengesetzter Männerschicksale und Lebensläufe. Narziss wird Mönch und führt ein einfaches und asketisches Leben. Goldmund geht ins Leben hinaus und genießt. Er schläft mit vielen Frauen und fühlt sich in ihren Armen wie im Himmel. Bernhard sagte dazu, dass er wie Narziss sein sollte oder durfte, aber er wäre am liebsten Goldmund gewesen.

In der Jugend und jungen Erwachsenenzeit hatte Bernhard auch Probleme mit seiner Sexualität. Er fühlte sich gehemmt und hatte immer ein schlechtes Gewissen, wenn er sich selbst befriedigte.

Eine Geschichte, die Bernhard in den letzten Jahren sehr fasziniert hat, ist der Film *Chocolat.* Er handelt von Vianne, einer ehemaligen Nomadin, die sich in einem alten Städtchen niederlässt und die besten Schokoladenspezialitäten herstellt. Mit diesen köstlichen Schokoladen und ihrer unvoreingenommenen Herzlichkeit bringt sie die Lebenslust in den biederen Ort. Welche Sehnsucht des kleinen Jungen und auch des Mannes Bernhard zeigen sich in diesen Geschichten. Vor allem die dritte Geschichte gibt bereits Hinweise zur Veränderung und Lösung aus den alten Skriptbindungen: sich auf den Weg machen, Konventionen hinter sich lassen, sich was trauen, auf Menschen zugehen und sich dem Genuss von Schönem hingeben, sich verführen lassen.

Zusammenfassung: Bernhards Skriptglaubenssätze

- **Das schöne Leben ist nicht für mich.**
- **Ich zähle eh nicht.**
- **Ich darf niemandem Sorgen machen.**

- **Ich bin ganz allein.**
- **Meine Gefühle zählen nicht.**
- **Wenn ich tüchtig bin, werde ich gemocht.**

Seine Skriptentscheidungen als Kind

- **Ich muss alles mit mir allein ausmachen.**
- **Bloß nichts erwarten, dann werde ich auch nicht enttäuscht.**

Befolgte Antreiber

- **Streng dich an.**
- **Sei stark.**
- **Mach's andern recht.**
- **Beeil dich.**

Seine Kinderwünsche

- **Papa, spiel doch mal mit mir.**
- **Lacht doch mal.**
- **Lasst uns doch mal alle zusammen lustig sein.**

Bernhard schwankt zwischen Sachlichkeit, Verbitterung über seine freudlose Kindheit und Mitleid mit seinen Eltern, die es so schwer hatten. Seine Traurigkeit und Wut über die nicht erlebte Lebensfreude, sein Mitgefühl mit sich selbst waren tief in ihm vergraben. In der Therapie ist mir klar, dass sein Weg zum Empfinden von Freude nicht möglich ist, ohne die blockierten alten Gefühle und Sehnsüchte noch einmal zuzulassen. Denn es ist nicht möglich, nur einzelne Gefühle gezielt wieder zu spüren, wenn andere ausgesperrt bleiben müssen. Bernhard ist bereit, sich auf diesen Prozess einzulassen.

So wechseln wir in den folgenden Sitzungen immer wieder zwischen seinem Erleben heute und früher. Wie ging es ihm als Kind und was waren seine Bedürfnisse? Auch wenn es für ihn schmerzhaft ist, sich daran zu erinnern, weil er ja gleichzeitig auch die alte Not fühlt, so bekommt er doch Zugang zu seinem Inneren Kind und dessen Bedürfnissen. Darf es ihm nur gut gehen, wenn es den Menschen unmittelbar um ihn herum auch gut geht?

Bernhard entdeckt dabei, dass eine Reihe dieser kindlichen Bedürfnisse auch heute noch in ihm vorhanden sind und er etwas für sie tun könnte. So sprechen wir viel darüber, was ihm in seinem heutigen Leben Freude machen könnte. Nachdem er weiß, dass es da genügend Grund zur Freude gibt, mit seiner Frau, seinen Kindern und Freunden, spürt er nun deutlicher die innere Blockade, die ihn vor allem emotional davon abhält, die Freude zuzulassen.

»Wie kann ich mich freuen, wenn es so viel Leid um mich herum gibt?« Bernhard muss akzeptieren lernen, dass er seinen Eltern das Leid nicht abnehmen konnte, auch wenn er das als Kind so gerne getan hätte. Er muss auch nicht ihnen zuliebe auf eigene Freude verzichten, denn dadurch ändert er nichts. Als er sich in einem imaginierten inneren Zwiegespräch mit den Eltern von damals darüber austauscht, wird ihm deutlich, dass weder Vater noch Mutter gewollt hätten, dass er ihnen zuliebe auf sein Glück verzichtet. Im Gegenteil, es wäre ihnen sehr schwer ums Herz, wenn ihr Sohn das tun würde. Diese Erkenntnis berührt Bernhard sehr. Die innere Erlaubnis, die er sich nach diesem imaginierten Gespräch selber geben kann, gibt ihm die Kraft und den Mut, sich mehr Freude und Genuss zuzugestehen. Er übt es in seinem Alltag und stellt manchmal noch ein schlechtes Gewissen fest, wenn er es sich leicht macht.

Er überlegt, ob er von seinem gut verdienten Geld nicht regelmäßig etwas an Hilfsorganisationen für Notleidende spenden soll. Das ist grundsätzlich eine gute Tat, ich vermute bei ihm dahinter aber, dass er sich vom schlechten Gewissen loskaufen und sich seine Freude quasi »verdienen« will. Bernhard fühlt sich durch meine Gedanken zunächst etwas vor den Kopf gestoßen und findet mich egoistisch und unsozial. Dann aber fühlt er sich in seiner kindlichen Verhandlungstaktik ertappt. Er ist bereit zu dem Experiment, die nächsten drei Monate mal nur auf Gelegenheiten für Freude und Spaß zu achten, sei es für sich allein, mit seiner Familie oder auch bei seiner Arbeit. Wenn er merkt, dass er sich das wirklich erlauben kann und sein schlechtes Gewissen deutlich nachlässt, darf er so viel spenden, wie er mag, dann aber einfach aus Menschlichkeit und Solidarität.

Veränderungswege/therapeutische Strategien

Bezugsrahmenerweiterung und Enttrübung

Vor dem Hintergrund der eigenen Lebensgeschichte können Klienten erkennen, dass ihr Verzicht auf Lebensfreude und Genuss in einem Familiensystem, in dem Leid und Not herrschte, eine kluge kindliche Strategie war. Es geht dabei nicht darum, den Eltern die Schuld dafür zuzuschieben, sondern einfach darum, die Dinge so zu sehen, wie sie damals waren. Dabei können natürlich beim Klienten die damals oft unterdrückten Gefühle von Schmerz, Trauer, Ohnmacht und Wut auftauchen. Das ist ein wichtiger Schritt, bevor es an die Veränderung geht, denn dabei wird das Innere Kind mit seinen damaligen Bedürfnissen und Gefühlen ernst genommen und gespiegelt.

Ich-Zustands-Analyse

Die Klienten können dabei immer wieder für sich zuordnen, ob ihr jeweiliges Denken, Fühlen und Erleben der Gegenwart angemessen ist oder eher der Vergangenheit entspricht. Der Zwiespalt zwischen »Ich will mich freuen können« und »Ich kann nicht« oder »Ich darf nicht« oder »Das braucht's doch nicht« kann deutlich erkannt und dem Kind-Ich oder Eltern-Ich zugeordnet werden.

Erlaubnisarbeit und Neuentscheidung

Die einfache Erlaubnisarbeit im Sinne von »Du darfst dich freuen« greift meist nicht weit genug bzw. die Wirkung hält nicht lange an. Erst die Bearbeitung der frühen Skriptentscheidung des Kindes, keine Freude haben zu dürfen, kann zu einer neuen inneren Haltung führen. Sowohl das Erwachsenen-Ich als auch das Kind-Ich müssen sich die neue Sichtweise wirklich erarbeiten, um sie auch emotional glauben zu können: »Ich darf Freude haben und glücklich sein, auch wenn es anderen/meinen Eltern nicht gut geht, auch wenn es Leid in der Welt gibt.«

Integration und Transformation

Ziel der Skriptauflösung ist nicht, einfach Spaß zu haben, egal, wie es anderen geht. Das wäre eine unrealistische Perspektive, denn Leben ganz ohne Leid gibt es nicht. Freude und Leid sind beide vorhanden und zudem ungleich in der Welt verteilt. Es gilt, beides zu akzeptieren und diese Spannung auszuhalten, ohne sich zu verschließen und das Vertrauen in Freude und Glück zu verlieren.

Angesichts der Zukunft des Lebens auf unserem Planeten ist es immer wieder eine Herausforderung, zwischen individuellem Glück und Engagement für die gemeinsame Welt seine eigene Balance zu finden. Eine Integration der Skriptauflösung und der Transformation ist für mich dann geglückt, wenn wir unserer Lebensfreude Raum geben, sie mehren und mit anderen teilen, ohne uns vor dem Leid in der Welt zu verschließen.

Anregungen zur Selbstreflexion

- Gilt für mich: Erst die Arbeit, dann das Vergnügen?
- Kann ich mich erst entspannen, wenn ich alles erledigt habe?
- Kann ich das, was ich gerne tue, auch genießen?
- Beschäftige ich mich gedanklich mehr mit dem, was alles nicht gut ist, als mit dem, was zufriedenstellend läuft?
- Eile ich so sehr durchs Leben, dass ich kaum Zeit habe, das Schöne auch wirklich zu genießen?
- Darf es mir auch dann gut gehen, wenn es den Menschen um mich herum nicht so gut geht?
- Muss ich mir Lebensfreude erst verdienen? Oder kann ich sie auch als Geschenk annehmen?
- Kann ich Freude und Leid in meinem Leben auch nebeneinander zulassen oder gibt es nur ein Entweder-oder?
- Erlebe ich auch Freude an mir selbst, an meinem Körper?

- Wie viel Action und Aufregung brauche ich, um Freude zu spüren?
- Habe ich auch Zugang zu leisen Freuden?
- Wo und wie kann ich den schönen kleinen Dingen des Alltags mehr Aufmerksamkeit schenken?

6 Besser nicht so viel fühlen

Psychodynamik

Wie die meisten hier beschriebenen Lebensskriptmuster ist vor allem dieser Glaubenssatz keiner, der allein, also in Reinform anzutreffen ist. Er steht immer im Verbund mit anderen, zum Beispiel »Ich bin nicht so wichtig« oder »Keiner darf merken, was hier los ist« und viele weitere. Dennoch möchte ich auch diesen Glaubenssatz hier einzeln beschreiben, um auf seine Besonderheiten aufmerksam zu machen.

Es kann sein, dass jemand wenig Zugang zu seinen Gefühlen hat, weil er in einer gefühlsarmen Familie aufgewachsen ist, in der Gefühle nicht wichtig waren, ja sogar eher als kindisch oder unbeherrscht abgewertet wurden. So jemand ist als Kind nicht angemessen in seinen Gefühlen gespiegelt worden und hat damit nicht gelernt oder irgendwann wieder verlernt, seine Gefühle differenziert wahrzunehmen. Gefühle sind solchen Menschen dann eher etwas unheimlich oder verunsichern sie, da sie sie nicht einordnen und auch nicht wirklich steuern können. Sie haben auch nicht oder nur wenig gelernt, Gefühle mit ihren wichtigen Hinweisfunktionen zur Bedürfnisbefriedigung und Beziehungsgestaltung zu nutzen. Trauer kann nicht genutzt werden, um Verluste und Enttäuschungen zu verarbeiten. Angst wird nicht wahrgenommen als wichtiges Hinweissignal, dass etwas Riskantes oder Gefährliches passieren könnte und man Vorsorge betreiben sollte. Gesunde Angst hat ja diese wichtige Schutzfunktion. Ärger wird als unnütz oder bedrohlich empfunden. Dabei stellen Ärger und Wut wichtige Energie zur Verfügung, um für die Befriedigung unerfüllter Bedürfnisse zu sorgen oder sich einzusetzen zur Bewahrung wichtiger Werte, wie zum Beispiel Gerechtigkeit.

Beim Muster »Gefühle sind nicht wichtig« unterdrücken Menschen also ihre Gefühle und schneiden sich dadurch von einer wichtigen Energiequelle ab. Zudem verbrauchen sie zusätzlich psychische Energie, um ihre Gefühle unter Verschluss zu halten. Diese Menschen versuchen alles mit dem Verstand zu regeln und wollen alles im Griff haben. Der Antreiber »Sei stark« ist dabei eine willkommene Stütze. Gefühle und Gefühlsausbrüche bei sich und anderen empfinden sie eher als Schwäche. Nähe zu anderen Menschen wird ab einem gewissen Grad schwierig, denn enger menschlicher Kontakt aktiviert Gefühle.

Anders sieht die Dynamik aus, wenn in der Familie Gefühle zwar allgemein erlaubt waren, die Kinder aber erlebt haben, dass bestimmte Gefühle unerwünscht waren und unterdrückt werden mussten oder zumindest keine Resonanz fanden. So erhalten sie die Botschaften, nicht traurig zu sein, keine Angst zu haben oder nicht ärgerlich und wütend sein zu dürfen. Auch hier gilt wieder, dass die Kinder solche Botschaften aus dem Erlebten schlussfolgern können, ohne dass diese von Eltern direkt so ausgesandt wurden.

Häufig entwickeln Kinder dann sogenannte *Deckgefühle* oder *Ersatzgefühle*[59], die an die Stelle des ursprünglichen, unterdrückten Gefühls treten und die in der Familie quasi »erlaubt« sind. Zum Beispiel sagt eine Mutter wiederholt zu ihrer vierjährigen Tochter, wenn diese im Winter den warmen Mantel nicht anziehen will: »Da wird die Mama aber ganz traurig!« Wie soll das Mädchen lernen, Trauer und Ärger richtig zu fühlen und zu unterscheiden? So kann das Mädchen in der Folge immer traurig werden, wenn die Freundin ihr die Puppe wegnimmt, weil Ärger nicht zugelassen war; oder ein Junge wird laut und aggressiv, wenn er sich eigentlich verunsichert fühlt und Angst hat.

Typische Erkennungsmerkmale für Ersatzgefühle sind:

- Sie passen nicht ganz zur Situation, das heißt, die Mehrzahl der Menschen würde anders fühlen.
- Sie sind für die Person typisch, das heißt, ihr wohlvertraut, schon immer.
- Sie sind eher anhaltend und gleichförmig, das heißt, wenig modulationsfähig.
- Sie werden unverhältnismäßig stark geäußert und verteidigt.

Letztlich dienen Ersatzgefühle der Bestätigung der Skriptglaubensmuster und der jeweiligen existenziellen Grundposition. Es kann zum Beispiel sein, dass wir uns unsere Traurigkeit nicht erlauben, weil wir sonst die (frühere) Enttäuschung wieder riskieren, bei der unsere Sehnsucht nach tröstender Nähe unbefriedigt blieb. Damit bestätigen wir uns unser Muster: »Meine Gefühle zählen nicht, ich bin allein und nicht so wichtig.« Oder wir wollen andere Menschen nicht mit unserer Traurigkeit belasten, so wie früher die Eltern nicht, weil sie ja schon genug Leid haben. So wiederholen wir unsere Skriptentscheidung: »Ich darf meine Eltern nicht belasten« und »Meine Gefühle sind nicht wichtig«.

Erzählte Erinnerungen

»Zum Glück bin ich stark«

Helga ist eine zierliche, aber sehr drahtige Frau, die nach außen selbstbewusst und kraftvoll auftritt. Sie kann sich gut durchsetzen und hat eine Führungsposition in ihrem Betrieb. Im Feedback ihrer Mitarbeiterinnen wurde ihr vorgehalten, dass sie knallhart und mit wenig Gefühl führe, vor allem wenig Mitgefühl zeige. Weinerlichkeit und Angsthaben gehen Helga gegen den Strich.

Helga erzählt, wie anders sie ist bzw. war als ihre ältere Schwester Gertrud. Die sei mehr wie die Oma, zart und schmächtig, sensibel und immer lieb gewesen. Gertrud war öfter ängstlich und weinte schnell, wenn sie mal hinfiel und sich wehtat. Die Mutter verbot ihr dann, mit den Jungs im Wald zu spielen, und überhaupt sollte sie nicht so viel herumtoben. Helga sollte sich immer ein Beispiel an der großen Schwester nehmen und auch so schön mit Puppen spielen. Helga mochte das Weinen gar nicht und erst recht nicht das Getröstet-Werden von der Mutter, weil darauf immer gute Ratschläge folgten. Sie beschloss, nicht mehr zu weinen. Sie wurde übermütig, turnte auf allem herum, was im Weg stand, wurde laut und öfter mal auch derb zur großen Schwester. Helga kann sich noch erinnern, wie Mutter der Gertrud am Küchentisch den verletzten Fuß verband, weil sie mit dem Fahrrad umgefallen war. Da dachte sie: »Solch ein Angsthase, kann noch nicht mal Fahrrad fahren. Wie gut, dass ich anders bin.«

Ein anderes markantes Beispiel dafür, wie *nicht erwünschter Ärger* zur Schlussfolgerung führen kann, böse zu sein, wenn man wütend ist, findet sich im Kapitel »Ich bin böse, aber das darf keiner merken«.

Fallbeispiel Anja

Anja hat gerade ihre Scheidung hinter sich. Sie wirkt sehr gefasst und kann recht sachlich darüber berichten. Sie ist froh, dass die Trennung so glimpflich über die Bühne gegangen ist. Die Trennung ging von ihr aus, denn sie empfand schon längere Zeit keine Liebe mehr für ihren Mann. Der Anlass, jetzt in die Beratung zu kommen, ist ihr Wunsch, sich noch mal neu zu orientieren, vor allem, sich beruflich weiterzuentwickeln. Sie ist jetzt 42 Jahre alt. Die Ehe blieb kinderlos, weil beide es so wollten. Anja ist Ärztin in einer Klinik. Sie liebt ihren Job, fühlt sich aber im Klinikalltag zu sehr in der Routine gefangen und nicht ausgefüllt. Anja macht einen gepflegten Eindruck, sieht gut aus, und irgendein Gefühl von Unzufriedenheit ist ihr nicht anzusehen. Sie kommt immer mit einem Strahlen auf dem Gesicht, ist aber etwas irritiert, weil sie nicht weiß, ob sie eigentlich glücklich ist, obwohl sie immer denkt, dass sie glücklich ist. Und manchmal weiß sie auch nicht, ob sie so selbstbewusst ist, wie sie sich selbst und andere sie erleben, oder ob sie sich täuscht. »Manchmal kann ich meinen Gefühlen nicht trauen und hab keine Ahnung, warum!«

Anja ist ein Wunschkind. Ihre Eltern hatten schon längere Zeit auf sie gewartet. Die Mutter hatte vor ihr zwei Fehlgeburten. Anjas Mutter hatte sich immer sehr ein Mädchen gewünscht. Sie hatte selbst nur zwei ältere Brüder, die selten mit ihr spielen wollten. Anja wuchs in einer Bilderbuchfamilie auf. Die Mutter war meistens daheim, half nur manchmal in der Stadtbücherei aus. Der Vater war Lehrer. Zum Mittagessen war er meistens schon daheim und verzog sich danach in sein Arbeitszimmer, um den Unterricht vorzubereiten. Am Wochenende machten sie öfter gemeinsame Ausflüge. Befragt nach Vater und Mutter, erzählt Anja: »Vater war ein Besserwisser, aber das sind wohl viele Lehrer.« Die Mutter war eine sehr bescheidene Frau, die alles im Haus perfekt machte. Sie war eher ein stiller Mensch und immer sehr liebevoll zu Anja. Manchmal allerdings stand die Mutter lange am Fenster und schaute traurig in die Ferne. Zu Anja sagte sie immer: »Ich bin ja so glücklich, dass wir dich haben. Du bist ein echter Sonnenschein!«, und: »Haben wir es nicht gut?!«

Therapie

Anja will herausfinden, was es mit ihrer gefühlsmäßigen Verunsicherung auf sich hat. Als ihr Kindermärchen schreibt sie *Dornröschen* auf. Damit konnte sie sich früher gut identifizieren. »Ich lebte wie in einem Schloss, war die Prinzessin für meine Eltern. Ich war immer glücklich.« Sie erinnert sich auch, dass die Mutter es nicht so gern sah, wenn Anja zu viel draußen auf der Straße spielte oder zu anderen Kindern ging. Sie durfte aber immer Kinder nach Hause mitbringen, was sie auch gerne tat. Andere Kinder waren gern bei ihr zu Gast.

Anja erzählt, dass die Mutter ihr beim Zubettgehen immer Lieder vorgesungen hat. Besonders in Erinnerung ist ihr das Lied *Der Mond ist aufgegangen*. Als Text hat sie nur noch in Erinnerung: »Der Wald steht schwarz und schweiget … wie ist die Welt so stille … und in der Dämmrung Hülle … als eine stille Kammer, wo ihr des Tages Jammer verschlafen und vergessen sollt.« Als sie diese letzten Zeilen ausspricht, kämpft sie mit den Tränen. Die »stille Kammer« berührt sie sehr. Sie kann sich kaum erinnern, als Kind geweint zu haben, und wenn doch, dann nur in ihrem Bett, allein! Sie erinnert auch keinen Grund. Anja ist nach dem Erzählen selbst bestürzt darüber, dass sie als Kind wohl nie zu den Eltern gegangen ist, wenn sie traurig war und weinen musste. Für ein Sonnenscheinkind war Traurigkeit nicht vorgesehen.

Zusammenfassung: Anjas Skriptglaubenssätze

- **Ich bin Mamas Sonnenschein.**
- **Neugierig darf ich nicht sein.**
- **Traurig darf ich nicht sein.**
- **Ärgerlich und wütend darf ich nicht sein.**
- **Ich soll glücklich sein.**
- **Ich kenn mich nicht aus.**

Ihre Skriptentscheidungen als Kind

- **Ich muss immer glücklich sein, damit es die Mama auch ist.**
- **Ich will immer anderen eine Freude machen.**
- **Keiner soll sehen, wenn ich traurig bin.**

Befolgte Antreiber

- **Mach's recht.**
- **Sei perfekt.**
- **Sei stark.**

Ihre Kinderwünsche

- **Sagt auch mal, wenn ich was verkehrt mache.**
- **Schimpft doch mal!**
- **Merkt doch, wenn ich traurig bin.**
- **Zeigt mir alle Gefühle und redet mit mir darüber!**
- **Ich will mit euch mal richtig Quatsch machen!**
- **Sperrt mich nicht ein.**

Anjas Themen für die Therapie waren ursprünglich ihre Wünsche nach beruflicher Veränderung und ihr Zweifel daran, ob sie glücklich ist. Im Rahmen dieses Buches beschreibe ich nur die Bearbeitung des zweiten Anliegens, weil es hier um die Frage geht, was mit den eigenen Gefühlen los ist. Anja ist sehr glücklich aufgewachsen, war absolut erwünscht und hat viel Aufmerksamkeit und Liebe bekommen. Von daher hat sie eine viel bessere Ausgangslage als die meisten anderen hier dargestellten Personen. Sie konnte sich zu einer liebenswerten und erfolgreichen Frau entwickeln. Erstaunlich ist allerdings, dass sie sich nicht sicher ist, ob sie wirklich glücklich ist. Sie wundert sich selbst über diese Zweifel. Vor dem Hintergrund ihrer gewählten Skriptgeschichten fällt ihr selbst auf, dass es in ihrem »Kindheits-Schloss« keinen Platz für Traurigkeit gab. Sie erkennt, welche Ambivalenz darin steckt, Mamas Sonnenschein zu sein. Sie war als Kind sicher meist glücklich, aber da sie auch glücklich sein *musste*, konnte sie Traurigkeit nur allein in der stillen Kammer zulassen. Mit ihrer kindlichen Intuition wird Anja damals gespürt haben, wie wichtig Glücklich-Sein für die Mutter ist, wohl auch, damit diese ihre eigene Traurigkeit nicht spüren musste. Beim Reflektieren ihrer Lebensgeschichte fällt es Anja leichter, Mitgefühl mit der Mutter zu haben, als auf sie ärgerlich zu sein. Auch das passt zum »Sonnenschein«. Auch beim Vater mit seiner lösungsorientierten Art gab es keinen Raum für Traurig-Sein.

Mit dieser Erkenntnis beschließt Anja, dass sie nicht mehr immer der Sonnenschein sein muss und will. Sie will sich selbst nichts mehr vormachen, sondern die ganze Bandbreite zwischen Glücklich-Sein und Unglücklich-Sein zulassen. Sie ist bereit, sich selbst und ihre unterschiedlichen Stimmungen genau wahrzunehmen und nicht mehr vorschnell zu sagen: »Mir geht es prima.« Ich rege Anja an, sich ein Stimmungsbarometer zu basteln mit vielen Abstufungen zwischen »unglücklich« und »glücklich«. Sie gestaltet dieses Barometer sehr differenziert und hängt die Magnettafel im Flur ihrer Wohnung auf. Beim Vorbeigehen platziert sie die Magnetknöpfe jeweils passend zu ihren Gefühlen. Sie hat ihr Barometer auch um die Gefühle Traurigkeit, Ärger und Angst ergänzt. Nach einigen Wochen berichtet sie, dass sie ganz erstaunt ist über ihren Gefühlsreichtum. Und seit sie manchmal auch merkt, dass es ihr nicht gut geht, ist sie an anderen Tagen umso glücklicher, so, als würde das Glücklich-Sein mehr Tiefe bekommen durch das Zulassen des Gegenteils.

Anja ist zufrieden und möchte die Arbeit an diesem Thema beenden. Ich schlage ihr noch einen weiteren Schritt vor und frage, ob sie dazu bereit ist. Möglicherweise ist sie nämlich noch in einem Aspekt ihres Skripts gefangen: Vielleicht lässt sie das Unglücklich-Sein nur allein daheim in ihrer stillen Kammer zu, so, wie sie es auch der Mutter nicht zumuten wollte. Ihr nächster Therapieschritt wird darin bestehen, andere Menschen an ihren Gefühlen Anteil nehmen zu lassen. Das fällt ihr zunächst sehr schwer. Sie ist aber mutig und probiert es mehr und mehr aus. In der Therapie arbeiten wir währenddessen an ihrer Neuentscheidung »Ich darf mich mit allen meinen Gefühlen zeigen« und »Ich darf mich anderen auch zumuten, wenn ich unglücklich bin«. Im imaginierten Gespräch mit der Mutter von damals fällt ihr das nicht leicht, aber sie weiß, dass die Mutter für ihr eigenes Glücklich-Sein selbst verantwortlich ist. In ihrem realen Leben bekommt Anja viel positives Feedback, seit sie auch ihre anderen Stimmungen zeigt. Ihre Kontakte und Beziehungen erlebt sie in der Folge als tiefer und befriedigender. Sie ist froh, dass sie diesen weiteren Therapieschritt noch gegangen ist.

Veränderungswege / therapeutische Strategien

Sind Gefühle aufgrund erlebter Traumata dissoziiert worden, bedarf es eines traumatherapeutischen Vorgehens. Auf diese Problematik gehe ich hier nicht ein. Im Folgenden geht es eher um Möglichkeiten, mit »normaleren« Gefühlsvermeidungen umzugehen.

Bezugsrahmenerweiterung und Bewusstheit fördern

Die eigenen Gefühle wahrzunehmen, ist für Klienten bei diesem Skriptmuster nicht einfach, weil es ja nicht erlaubt war bzw. das Kind früher die Entscheidung getroffen hat, bestimmte Gefühle nicht zu fühlen. Deswegen ist es für die Klienten oft ein erster hilfreicher Schritt, kognitiv zu verstehen, wie sie Gefühle erlernt haben, welche ihnen zugänglich sind und wie diese mit Überlebensstrategien zusammenhängen. Es wird in der Therapie dann darum gehen, 1. das Gefühl wahrzunehmen, 2. es zu akzeptieren, 3. es sozial angemessen auszudrücken und zu zeigen, und 4., es in Handlung umzusetzen. Kinder können je nach Alter noch nicht zwischen diesen vier Schritten differenzieren. Ist für ein Kind zum Beispiel Wut verboten, dann verdrängt es sie lieber ganz, denn es wäre schwer, ein verbotenes Gefühl zu haben und es immer verstecken zu müssen. Für Erwachsene ist es möglich und Bestandteil emotionaler Kompetenz, zwischen diesen vier Schritten zu unterscheiden und verantwortlich zu wählen.

Selbstwahrnehmung, Affektspiegelung und Enttrübung

Voraussetzung für diese therapeutische Bearbeitung ist der Wunsch der Klienten, alle ihre Gefühle kennen und mit ihnen umgehen zu lernen (und nicht nur die akzeptierten oder angenehmen). Da die Selbstwahrnehmung in Bezug auf das nicht erlaubte Gefühl meist eingeschränkt ist und nur das Ersatzgefühl zugänglich ist, brauchen die Klienten eine gute Affektspiegelung durch die Therapeuten. Die Konfrontation ihrer Ersatzgefühle bedarf einer vertrauens- und schutzvollen therapeutischen Beziehung, denn dadurch kommen Klienten oft in Kontakt mit ihren ursprünglichen, zur Zeit der Skriptentstehung unterdrückten Gefühlen.

Ich-Zustands-Analyse und Selbstannahme

Finden Klienten dadurch Zugang zu ihren früheren Gefühlen als Kind, können sie nun unterscheiden lernen, ob die Gefühle, die sie heute erleben, ihre Quelle im Kind-Ich haben, also emotionale Reaktionen von früher sind, oder ob es ihre authentischen Gefühle als Erwachsene sind, der jeweiligen Situation angemessen. Es ist wichtig, dass die Klienten sich selbst mit ihren damaligen Gefühlen annehmen und Mitgefühl für ihre früheren klugen Skriptentscheidungen entwickeln. Es ist für sie auch heilsam, wenn sie spüren können, was damals ihre *wirklichen* Bedürfnisse waren. Das löst zwar oft Traurigkeit über das Nicht-Erlebte aus. Gleichzeitig fühlt sich das Innere Kind damit aber endlich gesehen. Tränen, die fließen, sind ein Zeichen des wohltuenden (gesunden) Kontakts zur Physis, zum eigenen Selbst und damit der Selbstannahme. Erst nach diesem Schritt scheint es mir sinnvoll, mit den Klienten daran zu arbeiten, heute neu und anders mit ihren Gefühlen umzugehen.

Erlaubnisarbeit und Neuentscheidung

Sich im Erwachsenen-Ich alle Gefühle zu erlauben, fällt den Klienten eher leicht. Schwieriger fühlt es sich auf der Kind-Ich-Ebene an. Je nach unterdrücktem Gefühl brauchen Klienten unterschiedliche Erlaubnisse, diese speziellen Gefühle zuzulassen und auszudrücken. Es wird mit der Neuentscheidung einhergehen müssen, auch o.k. zu sein, wenn man wütend oder traurig etc. ist.

Integration und Transformation

Der Umgang mit neu entdeckten und neu zugelassenen Gefühlen braucht seine Zeit, bis er selbstverständlicher wird. Eine Integration wird erreicht sein, wenn die Klienten gut zwischen den vier Schritten im Umgang mit ihren Gefühlen unterscheiden können und Gefühle als Bereicherung und Intensivierung ihres Lebens und ihrer Beziehungsfähigkeit willkommen heißen und dafür nutzen.

Anregungen zur Selbstreflexion

- Wie gut kenne ich meine Gefühle?
- Kann ich alle meine Gefühle wahrnehmen?
- Welche Gefühle sind mir vertraut, welche eher nicht?
- Welche Gefühle kann ich leichter zeigen?
- Waren in meiner Familie bestimmte Gefühle früher tabu?
- Kann ich mir erlauben, sie heute zu fühlen und auszudrücken?
- Bin ich meinen Gefühlen ausgeliefert oder kann ich gut mit ihnen umgehen?
- Bin ich mehr durch Denken oder durch Fühlen gesteuert?
- Wie kann ich für mich Fühlen und Denken gut miteinander verknüpfen?

7 Liebe und Nähe gibt es nicht für mich

Psychodynamik

Kinder, die sich ungeliebt fühlen, keine oder nur sehr wenig Nähe erlebt haben, entwickeln sehr unterschiedliche Strategien, um damit zurechtzukommen. Häufig nehmen sie einfach die Einstellung an: »Liebe und Nähe gibt es für mich nicht.« Den Grund suchen sie eher bei sich selbst (»weil ich nicht wichtig, nicht o.k., nicht liebenswert bin«) oder bei den Lebensumständen (Arbeit und Pflicht sind wichtiger als Liebe und Nähe). Selten geben sie den Eltern direkt die Schuld. Sie schonen die Eltern, die zu wenig Liebe geben konnten, um sich ihre Zuneigung zu ihnen erhalten zu können. Die innere Einstellung »Ich bin nicht liebenswert« liefert ihnen eine Erklärung, mit der sie ihre Sehnsucht, ihre Einsamkeit und Verzweiflung zu bewältigen versuchen. In der Hoffnung, doch noch etwas Liebe zu bekommen, versuchen sie sich anzupassen, eigene Bedürfnisse aufzugeben, besonders lieb oder fleißig zu werden. Oder sie rebellieren und fordern durch »unmögliches« Verhalten die Eltern heraus, um diesen Glaubenssatz zu überprüfen. Eine weitere Bewältigungsstrategie ist die kindliche Entscheidung, dann eben auf Liebe zu verzichten, keine Nähe mehr zu suchen und alles mit sich alleine auszumachen, um weitere Enttäuschungen und Schmerz zu vermeiden.

Die skriptgebundene Einstellung, es nicht wert zu sein, geliebt zu werden, hat weitreichende Folgen fürs Erwachsenenleben. Wie können wir uns auf Beziehungen einlassen, auf Freundschaften und Partnerschaft, wenn wir innerlich – zumindest unbewusst – glauben, der Liebe und Nähe nicht wert zu sein? In der Partnerwahl spielen unbewusste Anteile eine große Rolle. Oft passen die Skriptmuster der Beziehungspartner gut zueinander bzw. ergänzen sich. So hoffen wir sehnlichst, durch unseren gewählten Partner oder Partnerin endlich vom Ungeliebt-Sein erlöst zu werden. Damit lastet auf der Beziehung ein ungeheurer Druck. Oft ist das Harmoniebedürfnis besonders groß, denn wenn der Partner an uns etwas kritisiert oder nicht mag, empfinden wir das schnell als »Ich werde doch nicht geliebt!«.

Wenn dieses Skriptmuster sehr ausgeprägt ist, können wir häufig beobachten, dass unbewusst solche Beziehungspartner gewählt werden bzw. als anziehend erlebt werden, von denen wir nach kurzer oder längerer Zeit genau die befürchtete Lieblosigkeit bekommen. Das heißt, wir verlieben uns gerade in solche Menschen, die auch nicht gelernt haben zu lieben bzw. selbst lieblos aufgewachsen sind. Oder es ziehen uns solche Menschen an, die gebunden sind, sodass die Liebesbeziehung zwar heimlich und vielleicht auch intensiv, aber letztlich unverbindlich bleibt und häufig mit viel Leid endet.

Erzählte Erinnerungen

Zu Hause zählt nur Arbeit

Romy, 26 Jahre, Grundschullehrerin, hat sich in einen jungen Musiker verliebt, der auf dem Dorffest aufgetreten ist. Ihr Vater sagt dazu: »Der kommt mir nicht ins Haus, such dir jemanden, der was Ordentliches macht und auch eine Frau und Kinder ernähren kann. Liebe ist sowieso nicht so wichtig, die vergeht eh nach einer Weile!« Romy wuchs im elterlichen Bäckereibetrieb auf, wo Vater, Mutter und die Oma miteinander gearbeitet haben. Als Kind wurde sie oft zur Tante gegeben oder im Sommer ins Kindererholungsheim. Romys Zuhause war das Hinterzimmer des Bäckerladens, dort hatte sie eine kleine Ecke für sich zum Hausaufgabenmachen und Spielen. »Liebe?«, fragt sich Romy, »was ist das? Zu Hause zählte allein die Arbeit. Ich war den Eltern nur lästig.« Liebe und Zärtlichkeiten gab es nicht. Das Einzige, was es im Überfluss gab, war nicht verkauftes altes Brot.

Fallbeispiel Tanja

Tanja hat zwei kurze und unglückliche Ehen hinter sich. Sie ist jetzt 42 Jahre alt und hat vor einem halben Jahr eine neue Beziehung mit Horst begonnen. Aus ihrer ersten Ehe hat sie eine Tochter, die inzwischen als Stipendiatin in den USA lebt. So wohnt Tanja seit zwei Jahren allein in ihrer Wohnung. Sie ist unsicher, ob die neue Beziehung diesmal gut geht, denn sie hat ein komisches Gefühl. Sie mag ihren attraktiven neuen Partner, und vor allem gefällt ihr, dass er sich auch für Schauspiel interessiert und gerne mit ihr ins Theater geht. Aber sie leidet unter Eifersucht, weil er gerne hübschen Frauen nachschaut. Sie fühlt sich dann schnell ungeliebt und will nicht noch einmal die gleichen Enttäuschungen wie in den beiden ersten Ehen erleben. Deshalb kommt sie zur Therapie.

Tanja hat einen älteren und zwei jüngere Brüder. Ihr Vater, Handwerker, war früher viel auf Montage unterwegs und kam manchmal nur an den Wochenenden heim. Er war dann meist gestresst und es gab viele Streitereien zwischen den Brüdern und ihm und auch mit der Mutter. Die Mutter arbeitete als Verkäuferin in einem kleinen Gemüseladen. Allein war sie oft überfordert mit den Kindern. Zeit zum Miteinanderspielen und Fröhlichsein gab es selten. Auch Zärtlichkeiten gab es nicht. Tanja erinnert sich, dass die Mutter abends öfter beim Fernsehschauen über die Männer schimpfte und manchmal auch weinte. Wenn Tanja sich dann zu ihr setzte, kuschelte sich die Mutter an sie und sagte: »Wenigstens mit dir kann ich etwas kuscheln.«

Wenn Tanja heute über diese Situationen spricht, ist sie emotional sehr zwiegespalten: Auf der einen Seite mochte sie sie, weil es die einzigen Gelegenheiten waren, bei denen die Mutter zärtlich war. Auf der anderen Seite hatte sie das Gefühl, dass es gar nicht um sie ging. Sie fühlte sich ausgenutzt und ungeliebt. Denn sonst war die Mutter eher eine kühle und beherrschte Frau, die als Halbwaise selbst wenig Liebe erfahren hatte. Auch vom Vater bekam Tanja wenig Zuwendung. Wenn er da war, versuchte sie brav zu sein, um nicht auch seinen Ärger und Schläge abzubekommen. Nachts im Bett tröstete sie sich mit ihrem Teddy.

Therapie

Tanja wählt für ihre Skriptgeschichten das Märchen *Rapunzel* und den Film *Dornenvögel*. Als sie ihre Variante von *Rapunzel* vorliest, verschlagen ihr die Tränen die Sprache: Das Mädchen Rapunzel wird von seiner (Stief-)Mutter im Turm eingesperrt, damit kein Mann es bekommen soll. Das weckt Tanjas alte Einsamkeit und Trauer. So eingesperrt und ungeliebt hatte sie sich früher gefühlt. Ihr fällt dazu auch noch ein, dass die Mutter ihr während der Pubertät öfter gesagt hat: »Pass bloß auf, was du dir später mal für einen Mann suchst!« Wie im Märchen fand das Mädchen Tanja damals darin Trost, dass es wenigstens die Hoffnung auf Erlösung gab. Wenn auch über viele leidvolle Stationen gab es zum Schluss doch ein Happy End, Rapunzel fand ihren ersehnten Mann.

Im Film *Dornenvögel* verliebt sich Maggie in Pater Ralph. Zwischen ihnen entbrennt eine innige, leidenschaftliche Liebe. Der Pater entschließt sich jedoch, in seinem kirchlichen Leben und damit ehelos zu bleiben. Maggie heiratet einen anderen Mann, ist aber unglücklich.

Tanja erkennt schnell die Parallele zu ihrem Leben, nämlich ihre Überzeugung, dass es wirkliche Liebe für sie nicht gibt, so wie es sie in ihrer Kindheit nicht gab und wie vielleicht auch ihre Mutter sie nicht erfahren hat.

Zusammenfassung: Tanjas Skriptglaubenssätze

- **Liebe gibt es für mich nicht.**
- **Ich bin ganz allein.**
- **Nähe darf ich nicht trauen.**

Ihre Skriptentscheidungen als Kind

- **Ich muss immer aufpassen, wem ich trauen kann.**
- **Am besten verlass ich mich nur auf mich selbst.**
- **Aber hoffentlich kommt einer und erlöst mich.**

Befolgte Antreiber

- **Mach's andern recht.**
- **Sei stark.**
- **Sei vorsichtig.**

Ihre Kinderwünsche

- **Papa, Mama, nehmt mich in den Arm.**
- **Papa, streichle mir den Rücken.**
- **Gebt mir Wärme.**
- **Lasst mich nicht so oft allein.**
- **Schaut mich mal liebevoll an und habt Zeit für mich.**

Tanja erzählt viel aus ihren beiden Ehen und will verstehen, warum sie scheiterten und wieso sie so unglücklich war … Wiederholt berichtet sie dabei von einzelnen Situationen, in denen sie jeweils das Gefühl hatte, dass es nur um die Interessen des Mannes ging, dass sie mit ihren Bedürfnissen ganz allein blieb. »Es ging also gar nicht um mich! Wenn er Nähe und Sex wollte, dann nur für sein Vergnügen.« Sie hat darüber eine Menge Wut in sich angestaut und kann diese nun in der Therapie ausdrücken. Früher hatte sie sich selten getraut, ihre Wut zu zeigen, aus Angst, dann noch weniger gemocht zu werden. Sie entdeckt auch, dass hinter der Wut auf ihre beiden Ehemänner vor allem die Wut auf Vater und Mutter steckt. Auch dies erhält in der Therapie angemessenen Raum. Erst danach findet Tanja vollen Zugang zu ihrer darunterliegenden Trauer und Einsamkeit. Es fällt ihr schwer, mein Mitgefühl anzunehmen, denn sie versucht immer wieder schnell, sich zu fassen und zu beherrschen. Mitgefühl als Ausdruck von (auch therapeutischer) Liebe ist ihr unangenehm, da fremd, obwohl sie sich gleichzeitig danach sehnt. Es braucht eine längere Zeit, bis sie sich von der lange angesammelten Trauer und Wut ein Stück weit befreien kann. Zwischendurch wechseln wir immer wieder zu den Fragen und Schwierigkeiten in ihrer jetzigen Beziehung. Sie hofft, von Horst, ihrem neuen Mann, endlich die Bestätigung zu bekommen, dass sie liebenswert ist und geliebt wird. So wacht sie über alle seine Schritte und Regungen und überprüft sie innerlich im Hinblick auf ihre große Frage: »Werde ich wirklich geliebt?« Das ist ein heikler Punkt für die Beziehung und ein kritischer Moment in der Therapie.

Tanja will von Horst einen Beweis für seine Liebe und drückt ihm damit die Aufgabe auf, ihr Skript für sie aufzulösen. Sie gibt dies quasi in seine Hand und seine Verantwortlichkeit. Da ist es nur logisch, dass sie misstrauisch und eifersüchtig darüber wacht, ob er neben ihr auch an anderen Frauen interessiert ist und wie wichtig er sie überhaupt nimmt. Tanja befindet sich damit, theoretisch gesprochen, eher im Gegenskript als in der Skriptauflösung: Sie kämpft um die Beweise, möglicherweise sogar mit einer ordentlichen Portion Rebellion: »Jetzt will ich aber doch mal wissen, ob er mich wirklich liebt.« Würde sie Horst noch testen und »Fallen« aufstellen, würde sie seine Ablehnung und damit ihre Skriptbestätigung geradezu provozieren. Ich thematisiere dieses Dilemma mit ihr und frage sie, ob sie bereit wäre, auf den »Liebesbeweis« von ihm zu verzichten. Das fällt ihr sehr schwer, denn ihr nach Liebe suchendes Kind-Ich fühlt sich ganz allein und ohnmächtig, wenn ihr kämpferischer Teil auf Liebesbeweise verzichtet. Bisher kennt sie nur die Wahl zwischen diesen beiden Teilen, zu denen sie guten Zugang hat. Diese beiden Teile sind Ausdruck ihres Kind-Ichs auf der Basis ihrer Skriptüberzeugungen, und sie können das Problem nicht allein lösen.

Wenn ich Tanja betrachte, wie sie vor mir sitzt, sehe ich eine attraktive, lebendige Frau, die trotz allem auch Lebenslust ausstrahlt und vielseitig interessiert ist. Ich sehe nicht, warum sie nicht liebenswert sein sollte und dies auch in einer Partnerschaft erleben kann. Voraussetzung dafür ist allerdings, dass sie selbst sich auch so sieht und sich für liebenswert hält. Dann wird sie nach außen etwas Anderes ausstrahlen als bisher und in der Folge erleben, dass andere immer weniger abwertend mit ihr umgehen.

Ich sage Tanja, dass ich glaube, dass neben den Anteilen der sehnsüchtigen Tanja und der kämpferischen Tanja ein dritter Teil fehlt, nämlich die »vertrauende Tanja«. Sie versteht das und erkennt, dass sie dieses Vertrauen nie hat entwickeln können. Sie ist bereit, sich auf die Suche nach diesem Teil von sich selbst zu machen. In ihrem Erwachsenen-Ich weiß sie ja längst, dass sie eine liebenswerte und attraktive Frau ist. Nun wird ihre Aufgabe sein, in vielen Situationen im Alltag und in ihren Fantasien von dem, was sein könnte, sich Mut zuzusprechen, um ihr Liebenswert-Sein selbst anzunehmen und zu glauben. In imaginierten Gesprächen üben wir das miteinander: Was sagt die »Sehnsüchtige«, die »Kämpferische« und die »Vertrauende«, wie können die drei miteinander einen guten Weg finden?

Tanja kennt Vertrauen in anderen Bereichen durchaus. Sie vertraut zum Beispiel ihren beruflichen Fähigkeiten, sie vertraut ihrer Freundin und dass die Freundin sie mag. Diese bereits vorhandenen Ressourcen von Vertrauen können der neuen »Vertrauenden« helfen. Tanja hat sich einen kleinen Talisman für die »Vertrauende« gebastelt, den sie in ihrer Handtasche bei sich trägt: »Wenn mich die Zweifel mal wieder überfallen.«

Zu ihrer Überraschung beginnt ihr Leben sich zu verändern. Sie erlebt viele gute Situationen mit Horst. Manchmal plagen ihre alten Zweifel sie noch arg, aber sie kann sie aushalten, ohne Horst damit zu behelligen. Ihre Fragen zum Schluss der Therapie lauten: Habe ich mich verändert, hat er sich verändert? Oder nehme ich die gleichen Situationen nur anders wahr? Kann man Liebe lernen?

Alles kann wohl stimmen. Klar ist jedenfalls, dass es für viele Menschen schwierig ist, an die Liebe zu glauben und sich lieben zu lassen, wenn sie dies in ihrer Kindheit nicht genügend erlebt haben. Und es ist ein schwieriger, aber lohnender Weg.

Veränderungswege / therapeutische Strategien

Selbstwahrnehmung fördern

In der Selbstwahrnehmung haben diese Klienten ihren Schwerpunkt in ihrer eigenen Selbstabwertung. Im Vergleich mit anderen empfinden sie sich immer als weniger wert, geliebt zu werden oder Nähe zu verdienen. Es fällt ihnen nicht leicht, zu erkennen, dass sie mit ihrem Skriptglaubensmuster den Nährboden dafür bereiten, durch ihre Partnerwahl und die Gestaltung ihrer Beziehungen immer wieder Abwertungen zu erleben. Sie machen die anderen für die mangelnde Liebe verantwortlich.

Ich-Zustands-Analyse und Enttrübung

Wenn die Klienten sich beobachten und wahrnehmen, in welchen Ich-Zuständen sie sich jeweils im Kontakt mit dem Beziehungspartner befinden, werden sie entdecken, dass sie längst nicht immer im Erwachsenen-Ich sind, sondern ihr Kind-Ich häufig beteiligt und aktiv ist, oder zumindest im Hintergrund beobachtet. Es ist gut, sie dabei zu der Reflexion anzuregen, ob das Schwierige, das sie aktuell in der Beziehung erleben, ähnlich ist wie das, was sie von früher kennen. So können sie allmählich sehen, wie sie frühere Beziehungserfahrungen aus der Kindheit auf die jetzige Paarbeziehung übertragen und dabei hoffen, diesmal die Liebe zu bekommen, die sie damals vermisst haben. Mit dem Erkennen und Annehmen, dass sie die Dramen ihrer Kindheit wiederholen und selbst durch ihren damals aufgestellten Lebensplan dazu beitragen, kommen oft große Traurigkeit, Verzweiflung und auch Wut auf.

Die Erkenntnis, dass heutige Beziehungspartner nicht dafür zuständig sind, uns die Liebe zu geben, die wir bei unseren Eltern nicht bekommen haben, ist für viele Betroffene erst einmal sehr ernüchternd. Bedeutet das doch, sich von der Befriedigung dieses Wunsches zu verabschieden. Die Erkenntnis bringt aber auch etwas Befreiendes mit sich, weil sie Druck aus der neuen Partnerschaft nimmt, vor allem für die Beziehungspartner. Allein das fördert die gegenseitige Zuneigung und bringt uns in die Liebe des Erwachsenen-Ichs.

Selbstannahme durch korrigierende emotionale Erfahrung

Hier ist es wesentlich, dass die Klienten sich in der therapeutischen Beziehung mit allen ihren Gefühlen und Verwirrungen angenommen fühlen. Es geht darum, dass sie in ihrem früheren Erleben gespiegelt werden, damit sie verstehen, wie sie zu der Skriptüberzeugung gekommen sind, nicht liebenswert zu sein. Es geht um das Annehmen all ihrer Trauer darüber, wie einsam und ungeliebt sie sich gefühlt haben. Daneben brauchen ihre Enttäuschung und ihre Wut über ihre Eltern ihren Platz. Hinter ihrem Ärger und ihrer Wut stecken ja die unerfüllten Bedürfnisse, die ernst genommen werden wollen. Es ist wichtig, auch darauf zu achten, dass die Klienten das Elend nicht sich selber vorwerfen, sondern sich nun mit wirklichem Mitgefühl selber annehmen und gernhaben. Es ist für sie nicht leicht, sich selbst zu lieben, wenn sie diese Liebe nicht zuvor von anderen wichtigen Personen erfahren haben.

Punktuelle Beelterung

Ein wichtiger Therapieschritt kann sein, dass die Klienten erleben, wie sie durch den Therapeuten bedingungslos angenommen werden und dessen Zuwendung und Respekt bekommen. Indem sie liebevoll gespiegelt werden – ihre Stärken und liebenswerten Seiten, auch ihre Schwächen –, können sie etwas nachholen von dem, was früher zum Aufbau von Selbstwertgefühl und Selbstliebe gefehlt hat. Wir Therapeuten können ein Übungsmodell für sie sein, um eine gute, neue Beziehungserfahrung zu machen. Dabei sollten wir darauf achten, dass wir für die Klienten nicht dauerhaft Vater- oder Muttersatz werden. Es ist wichtig, keine Abhängigkeit und symbiotische Beziehung entstehen zu lassen und die Klienten immer wieder in ihrer Autonomie zu fördern.

Neuentscheidung

Bei diesem Skriptmuster wäre es eine Illusion zu glauben, mit einer einmaligen Entscheidung, ab jetzt »liebens-wert« zu sein, aus den früheren leidvollen Erfahrungen aussteigen und sie ein für alle Mal beenden zu können. Es ist vielmehr ein längerer Lernprozess, sich immer wieder mit Zweifel und Mut und Vertrauen auf Beziehungen einzulassen und sich und den anderen die Chance zu geben, Zuneigung zu geben, zu lieben und sich lieben zu lassen.

Integration und Transformation

Zu lieben und Liebe anzunehmen, ist – nicht nur bei Partnerliebe, sondern auch bei allen anderen Formen von Liebe – für viele Menschen ein lebenslanger Lernprozess. Die Fähigkeit, zu lieben und sich lieben zu lassen und auch die passenden Partner und Partnerinnen dazu zu finden, ist nicht einfach etwas, das man »machen« oder mithilfe einer Therapie »herstellen« kann, denn Liebe ist immer auch ein Geschenk und ein Wunder. So ist in der Therapie dieses Skriptmusters eine gewisse Bescheidenheit und Demut seitens der Therapeuten wichtig. Versprechen wir den Klienten zu viel und schnellen Erfolg, würden sie beim Scheitern vielleicht uns, vor allem aber sich selbst erneut die Schuld zusprechen, nicht liebenswert zu sein.

Existenziell und heilend ist es, für sich die Überzeugung zu gewinnen, grundsätzlich eine liebenswerte Frau oder ein liebenswerter Mann zu sein, unabhängig davon, ob gerade ein passender Partner da ist. Klienten, die einen religiösen Glauben und/oder spirituelle Offenheit mitbringen, tun sich hier mitunter leichter, denn sie können die Liebe Gottes, oder wie immer wir dies nennen wollen, als wichtige Kraftquelle nutzen, die ihnen dabei helfen kann, die menschliche Liebe und ihr Geliebt-Sein anzunehmen.

Anregungen zur Selbstreflexion

- Habe ich ein Grundgefühl, als Kind gemocht und geliebt worden zu sein, wenigstens von einer der wichtigen Bezugspersonen?
- Suche ich immer noch die Liebe meiner Eltern oder kann ich das Vergangene heute annehmen, wie es war?
- Gab und/oder gibt es andere Quellen, die mir gezeigt haben, dass ich es wert bin, geliebt zu werden?
- Was fällt mir leichter: Liebe zu geben oder Liebe anzunehmen?
- Woran merke ich, ob ich mich geliebt fühle?
- Suche ich bestimmte Liebesbeweise und könnte ich auf sie auch verzichten?
- Wie viel Vertrauen habe ich in die Zuneigung anderer?

- Kann ich mich auch für Eigenschaften lieben lassen, die ich an mir selbst nicht so mag?
- Erlaube ich mir auch, wahrzunehmen, wo mir eine bestimmte Art Zuneigung von manchen Menschen nicht guttut?
- Wo und wie in meinem Leben könnte ich mehr Raum und Achtsamkeit für Liebe – auch in den kleinen Gesten – schaffen und sie gut pflegen?
- Kann ich mich auch selbst lieben?

8 Nähe ist bedrohlich

Psychodynamik

Auch wenn es hier, wie beim vorigen Muster, wieder um Nähe geht, liegt doch eine ganz andere Skriptentscheidung zugrunde. Bei diesem Muster geht es nicht darum, doch endlich die ersehnte mangelnde Nähe und Liebe zu bekommen, sondern gerade darum, einer Nähe zu entkommen, die nicht guttut, die als erdrückend oder missbräuchlich erlebt wird oder ist. Hier haben Kinder während ihres Aufwachsens erlebt, dass sich Nähe für sie unangenehm angefühlt hat oder gar bedrohlich und verletzend war. Vielleicht wurden ihre Grenzen überschritten, emotional, seelisch und auch körperlich. Manche Kinder sind in einer so engen, symbiotischen Bindung aufgewachsen, dass sie das Gefühl hatten, in dieser – vielleicht sogar liebevoll gemeinten – Nähe seelisch zu ersticken und ihre eigene Persönlichkeit aufgeben zu müssen. So sind diese Kinder zu der Schlussfolgerung gekommen, dass Nähe bedrohlich oder gefährlich ist, und sie haben entschieden, lieber keine Nähe mehr zu wollen und sie zu vermeiden. Sie haben auch entschieden, der Nähe und überhaupt anderen Menschen oder speziell Frauen oder Männern nicht mehr zu vertrauen.

Erzählte Erinnerungen

»Ich brauche viel Luft um mich«

Philipp ist es sehr wichtig, immer sein eigenes Bett bzw. Schlafzimmer zu haben. Seine Frau findet dies merkwürdig, hat sich aber damit abgefunden. Sex mag er, nimmt ihn aber eher sportlich, ohne größeres zärtliches Vorspiel. Nebeneinander auf der Couch zu liegen mag er gar nicht, und Kuscheln lässt er manchmal zu, aber nur seiner Frau zuliebe. Es ist ihm unangenehm, er fühlt sich dabei irgendwie beengt.

Als Einzelkind wuchs er bei seinen Eltern und einer Schwester seiner Mutter auf. Beide Frauen waren recht mollig. Wenn die Mutter im Krankenhaus Spätschicht hatte, war immer die Tante da, machte ihm Abendessen und brachte ihn später ins Bett. Sie erzählte ihm viel aus ihrem Leben, was ihn aber gar nicht interessierte. Bei ihr durfte er immer viel länger fernsehen als bei der Mutter. Dafür setzte sich die Tante auf dem Sofa neben ihn, kuschelte mit ihm und drückte ihn an ihren dicken Busen. »Wenn du nicht mehr Fernsehen schauen willst, dann musst du jetzt ins Bett.« Also ertrug er lieber ihre Nähe. Während Philipp das erzählt, schüttelt es ihn etwas, er verzieht angewidert das Gesicht und erklärt, dass er den Geruch der Tante immer noch riechen kann, so ein Alte-Damen-Parfüm. »Ich liebe meine Frau sehr, aber ich brauche viel Luft um mich.«

Fallbeispiel Marlies

Marlies hat früh geheiratet, weil ihre kleine Tochter unterwegs war. Eigentlich war es nur eine Affäre mit einem jungen Kollegen gewesen. Nach zwei Jahren Ehe ließ sie sich scheiden, weil er nebenher eine andere Beziehung hatte und beide deshalb viel stritten. Während der Streitigkeiten hatte sie manchmal Angst, dass er gewalttätig werden könnte, vor allem, wenn er auch Alkohol getrunken hatte. Sie konnte sich gegen ihn nicht wehren. »Nur wenn ich Sex mit ihm hatte, war er nett zu mir.« Deshalb ließ sie ihn gewähren, ohne viel dabei zu empfinden.

Danach hat sie noch ein paar Versuche gemacht, einen neuen Partner zu finden, aber die Männer gingen nicht gut mit ihr um. »Ich habe kein glückliches Händchen dafür. Jetzt habe ich die Nase voll!«

Marlies arbeitet halbtags im Büro einer Versicherung. Ihre Tochter Mimi geht in die siebte Klasse einer Realschule. Mimi interessiert sich brennend für Jungs, und es gibt zwischen Mutter und Tochter viel Streit über dieses Thema. Marlies will ihre Tochter vor den Jungen warnen, aber vor Kurzem kam heraus, dass Mimi sich heimlich schon die Pille besorgt hat.

Marlies hat durch ihre sitzende Bürotätigkeit massive Rückenprobleme bekommen, und ihre Ärztin verordnete ihr Krankengymnastik und Massagen. Ein Erlebnis bei dem Masseur schreckte sie sehr auf und brachte sie emotional total durcheinander. Ihre Freundin, der sie sich anvertraute, empfahl ihr, damit zur Therapie zu gehen.

Therapie

Nachdem Marlies Vertrauen zu mir gefasst hat, erzählt sie stockend, was sie erlebt hat: Während der Masseur ihren unteren Rücken im Bereich der Lendenwirbelsäule bearbeitete, kamen in ihr plötzlich Bilder hoch, wie sie als Kind auf dem Bett vom Opa lag, während er ihr den Rücken rauf und runter streichelte und ihr dann zwischen die Beine griff. Bei dieser Erinnerung ergriff Marlies Panik. Sie stand von der Massageliege auf, sagte noch kurz, dass sie doch keine Massage brauche und verließ fluchtartig die Praxis. Marlies möchte in der Therapie klären, was da los war und warum sie sich mit Männern so schwertut.

Marlies hat einen sechs Jahre älteren Bruder, sie war also ein Nachzügler. Ihr Vater arbeitete als Ingenieur in einer großen Firma. Er war Projektleiter und musste auch öfter ins Ausland. Ihre Mutter ging erst wieder arbeiten, als Marlies in den Kindergarten kam. Sie war nebenher viel beschäftigt mit ihrer Malerei und hatte wenig Zeit für die Kinder. Der große Bruder hatte seine eigenen Freunde, und Marlies war viel mit sich allein. Deshalb wurde sie öfter zu Oma und Opa geschickt, die hatten Zeit und konnten mit ihr spielen. Nähe und Zärtlichkeit hat Marlies daheim nicht erlebt. Sie hat auch nie gesehen, dass die Eltern miteinander zärtlich waren.

Ihr Lieblingsmärchen aus der Kindheit war *Rotkäppchen*. Sie wollte es immer wieder von der Oma hören, fürchtete sich aber immer vor der Stelle, wo Rotkäppchen im Wald dem Wolf begegnet. Die Mutter hatte ja davor gewarnt, aber der Wolf war doch auch so nett zu Rotkäppchen. Marlies ist beim Besprechen ihrer Rotkäppchen-Geschichte sehr betroffen und hat so eine dunkle Ahnung, dass der Opa der Wolf sein könnte.

Es gibt in der Folge eine längere Therapiephase, in der Marlies auf

Spurensuche geht. Ihr Körper liefert ihr immer mehr Erinnerungen – so wie die Flashback-Bilder beim Masseur. Das Ergebnis dieses längeren und schmerzhaften Prozesses für sie ist die Gewissheit, dass ihr Opa sie nicht nur emotional, sondern auch sexuell missbraucht hat. Er hat ihr großes Bedürfnis nach Nähe ausgenutzt, da hatte sie eine verwundbare Stelle. Der Opa hat ihr auch verboten, darüber zu reden, da sie sonst nicht mehr zu den Großeltern zu Besuch hätte kommen dürfen.

Marlies gewinnt Klarheit über ihre damals getroffenen kindlichen Überlebensstrategien.

Zusammenfassung: Marlies' Skriptmuster

- **Nähe erdrückt mich.**
- **Nähe ist bedrohlich.**
- **Männer sind gefährlich.**
- **Ich bin nicht o. k.**
- **Keiner darf wissen, was hier los ist.**

Ihre Skriptentscheidungen als Kind

- **Nähe will ich nicht.**
- **Am besten bleibe ich allein.**
- **Sicherheit habe ich nur, wenn ich allein bin.**
- **Ich traue niemandem.**
- **Am besten fühle ich nichts, dann tut es nicht weh.**

Befolgte Antreiber

- **Sei stark.**
- **Mach's anderen recht.**
- **Sei vorsichtig.**

Existenzielle Grundposition

- **Wechselnd zwischen: »Ich bin o. k. und du bist nicht o. k.« und**
- **»Ich bin nicht o. k. und du bist nicht o. k.«.**

Bei diesem Skriptmuster führe ich die Grundposition gesondert auf, weil es hier eine besondere Auffälligkeit gibt, nämlich das häufige Pendeln zwischen zwei Positionen. Marlies beginnt mit »Ich bin o.k. – und du nicht«, weil es für sie nicht o.k. ist, wie andere Nähe zu ihr gestalten, ihre Grenze überschreiten. Aber letztlich endet sie immer wieder mit »Ich bin nicht o.k. und du auch nicht«, da sie sich durch die negative Zuwendung schließlich ungeliebt und unwert fühlt. Um diesem Minderwertigkeitsgefühl zu entkommen, pendelt sie zurück in die Vorwürfe an die anderen: »Du bist nicht o.k.«

Bei den anderen beschriebenen Skriptmustern ist durchgängig eher die Grundposition »Ich bin nicht o.k., du bist o.k.« zu finden.

Ihre Kinderwünsche

- **Nehmt mich in den Arm.**
- **Ich will nicht mehr zu Opa.**
- **Schützt mich vor Opa.**
- **Hört mir zu, wenn ich was erzählen will.**
- **Spielt mit mir, was ich will.**
- **Sagt zu mir: »Du bist unsere liebe Marlies.«**

Der weitere Therapieverlauf mit Marlies ist ein längerer Prozess über viele Phasen der Angst, der Wut, des Schmerzes und der Scham. Erst allmählich lernt sie, sich mit allem, was war, selbst anzunehmen. Sie entwickelt die Hoffnung, dass sie eines Tages auch Nähe und Sexualität auf eine für sie gute und sichere Art zulassen und erleben kann. Vorerst einmal ist es für sie gut, allein mit ihrer Tochter zu leben und gute Freundinnen zu haben. Der Therapieprozess zur Bearbeitung ihres Traumas dauert noch an.

Veränderungswege / therapeutische Strategien

Bei der Veränderung dieses Skriptmusters muss berücksichtigt werden, ob und in welchem Ausmaß traumatische Erfahrungen zugrunde liegen. Gab es grenzverletzende Kontakte in der Kindheit und sexuellen Missbrauch, wird es in der Bearbeitung notwendig sein, mit traumatherapeutischen Methoden zu arbeiten. Dazu möchte ich hier nur auf die Spezialliteratur hinweisen.[60]

Erwachsenen-Ich-Stärkung und Ressourcenarbeit

Grundsätzlich ist die Stärkung des Erwachsenen-Ichs hilfreich und notwendig, damit die Klienten in schwierigen aktuellen Situationen, aber auch bei Flashbacks diesen erwachsenen Persönlichkeitsanteil zuverlässig aktivieren können, um sich klar abzugrenzen und für die eigene Stabilität und Sicherheit sorgen zu können. Das kann mitunter ein längerer Prozess sein.

Die Klienten brauchen die Fähigkeit, bei nicht gewünschter oder als unangenehm erlebter Nähe klar Nein sagen und sich auch Unterstützung und Hilfe holen zu können. Wichtig ist, dass sie aus ihrer Ohnmacht herauskommen und selbst handeln. Bevor sie wieder Vertrauen in andere entwickeln können, ist die Möglichkeit zur Kontrolle eine wichtige Übergangsstrategie.

Enttrübung und Selbstannahme

Zur seelischen Entlastung und zum Abbau von Scham- und Schuldgefühlen ist es notwendig, dass die Klienten wissen, dass für die Übergriffe damals eindeutig und klar die Erwachsenen die Verantwortung tragen und nicht sie als Kind. So können die Klienten begreifen, dass sie nicht schlecht sind, wenn sie heute keine Nähe möchten, sondern dass sich darin nur ihr Schutzbedürfnis von damals äußert.

Erlaubnisarbeit und Neuentscheidung

Je nachdem, welche Art bedrängender Nähe die Klienten früher erlebt haben, wird es auch unterschiedliche Veränderungswege geben. So kann es sinnvoll sein, dass Klienten sich überhaupt erst einmal erlauben, Nein zu sagen, wenn sie eine bestimmte Nähe nicht möchten, und selbst klare Wünsche äußern, wie und welche Nähe sie wollen. Das muss ja längst nicht nur körperliche und sexuelle Nähe sein. Auch seelische und emotionale Nähe kann als zu groß und bedrängend erlebt werden. Die neue Entscheidung, respektvolle und intime Nähe (wieder) zuzulassen, ist erst der zweite Schritt und braucht oft viel Zeit und noch mehr Vertrauen.

Integration und Transformation

Inwieweit bei solchen Traumatisierungen eine tatsächliche Heilung und damit Integration und Transformation der Erlebnisse geschehen kann, bleibt offen. Bei vielen leidvollen Erfahrungen werden seelische Narben bleiben, auch wenn nach längerer Therapie das eigene Leben wieder als sinn- und freudvoll erlebt und gestaltet werden kann.

Anregungen zur Selbstreflexion

- Wie habe ich als Kind Nähe erlebt?
- Welche Formen von Nähe sind für mich heute gut, welche nicht?
- Kann ich für mich mein Maß an Nähe steuern?
- Brauche ich manchmal mehr Mut, um mich abzugrenzen und auf meinen Schutz zu schauen?
- Wie gut kann ich zu mir wichtigen Bezugspersonen das richtige Maß von Nähe und Distanz finden?
- Kann ich Nähe zulassen ohne die Angst, mich dabei selbst zu verlieren oder aufzugeben?
- Gibt es Situationen, in denen ich mich gerne trauen würde, mehr Nähe zuzulassen?
- Wo bzw. bei wem wäre es gut, wenn ich meine Wünsche nach Nähe klarer mitteilen würde?

9 Eigentlich hätte es mich nicht geben sollen

Psychodynamik

Zu dieser Schlussfolgerung kommen Kinder, die ungewollt waren, die sich im Wege fühlten, keine Liebe bekamen, vernachlässigt, fortgeschickt oder misshandelt wurden. Sie können kaum Selbstwertgefühl und Selbstvertrauen entwickeln, geschweige denn Vertrauen in die Liebe nahestehender Menschen. Sie haben einen schweren Start ins Leben, und oft bleibt diese frühe Einsamkeit auch im Erwachsenenalter bestehen, wenn die Betroffenen der Ursprungsfamilie entwachsen sind.

Manche Kinder wählen als Überlebensstrategie, alles alleine zu machen und allein zurechtzukommen. Oder sie entscheiden sich, keine eigenen Bedürfnisse zu haben, als Ausgleich dafür, da sein und bleiben zu dürfen. Andere versuchen durch verschiedene weitere Strategien doch noch die Zustimmung oder die Aufmerksamkeit der Eltern zu bekommen: durch Überanpassung oder indem sie sich besonders nützlich machen, als Spaßvogel oder Clown die Familie erheitern oder wenigstens als Rebell oder »schreckliches« Kind auf sich aufmerksam machen, auch wenn dies nur negative Aufmerksamkeit bringt.

Wenn diese Kinder im Laufe ihres Lebens andere Beziehungserfahrungen machen können, zum Beispiel durch eine liebevolle Oma, eine ermutigende Lehrerin oder einen Sporttrainer, der sie lobt und an sie glaubt, kann das für sie eine wichtige Stütze werden, auf die sie später aufbauen können. Aber die fehlende Grunderfahrung, gewollt und geliebt zu sein, lastet bei manchen wie ein Schatten über dem eigenen Leben. So können in schwierigen Lebensphasen immer wieder suizidale Gedanken als Ausweg wenigstens noch einen Handlungsspielraum bieten, wenn alle anderen Anpassungsstrategien versagt haben.

Erzählte Erinnerungen

Abtreibungstermin versäumt

Bernd fühlt sich immer nur geduldet, wie früher. Seine Eltern hatten schon drei Kinder und fanden das entschieden genug. Der Vater verdiente nicht viel und die Mutter war kränklich. Durch eine Autopanne auf der Rückreise vom Urlaub verpasste die Mutter den Abtreibungstermin und bekam nicht schnell genug einen neuen. »Du hast noch mal Glück gehabt, dass du da bist« – das bekam Bernd an jedem seiner Geburtstage zu hören. Sollte er sich darüber freuen? Manchmal dachte er, es wäre auch egal.

»Ich war ein Überfall meines Vaters«

Renate fühlt sich nirgendwo richtig zu Hause. Sie ist immer auf der Suche nach ihrem Platz. Im Beruf findet sie ihn nicht, in ihrem Wohnraum nicht, und auch in ihren Beziehungen ist sie unstet und fühlt sich nie genug geliebt. Sie berichtet, dass ihre Mutter keine Kinder wollte, weil sie selber Kind-Sein als schrecklich erlebt hatte. Renate nennt als Grund ihrer Existenz: »Ich war ein Überfall meines Vaters.« Sie wuchs als Kind wechselweise bei der Mutter, der Oma und einer Tante auf. Wenn Letztere genug von ihr hatten, musste die Mutter sie wieder abholen.

Fallbeispiel Dominik

Dominik ist ein schüchterner, stiller junger Mann. Er hat sein Abitur und ein Informatik-Studium geschafft und arbeitet in einer Softwarefirma. Er leidet immer wieder an Depressionen und findet keinen rechten Sinn im Leben. Seine Schwierigkeiten im Kontakt mit anderen machen ihm arg zu schaffen; er wohnt allein. Sein Chef, der ihm wohlgesonnen ist und seine Talente sieht, hat ihm geraten, sich für ein Coaching oder eine Therapie anzumelden.

Dominik war ein uneheliches Kind. »Ich war das Ergebnis von Mutters Fehltritt!« Seine Mutter hatte eine kurze Affäre mit ihrem

Chef, der jegliche Verantwortung für das Kind ablehnte und ihr mit Rausschmiss drohte, wenn sie etwas öffentlich machen würde. Die Mutter zog Dominik allein auf, hatte aber wenig Beziehung zu ihm. Dominik bekam noch eine Halbschwester aus einem Urlaubsflirt seiner Mutter. Deren Eltern machten ihr große Vorwürfe über ihren Lebenswandel mit zwei unehelichen Kindern. Sie wollten mit dieser Schande nichts zu tun haben und lehnten den Kontakt zur Mutter ab. Später heiratete die Mutter einen jüngeren Mann, einen schwarzen amerikanischen Soldaten. Der war aber nur an der Mutter interessiert und nicht an den Kindern. Dominik fand es immer schrecklich, wenn er Ohrenzeuge des Liebesspiels zwischen der Mutter und ihrem neuen Mann wurde. Er mochte den Stiefvater nicht und fühlte sich unerwünscht und im Weg. Öfter träumte er davon, abzuhauen. Am liebsten war er allein im Wald. Zu anderen Kindern hatte er wenig Kontakt. Sie hänselten ihn oft wegen seines schwarzen Stiefvaters. Später kam er in ein katholisches Internat. Er war froh, von zu Hause wegzukommen. Aber die katholische Atmosphäre erlebte er als sehr lieblos und streng. Ein Pater wies ihn immer an, dass er als uneheliches Kind viel beten müsse.

Therapie

Dominik berichtet, dass er seine kleinen Nischen in der Natur, im Wald findet, wenn er stundenlang allein wandern geht. Er mag die Tiere dort, weil sie so frei sind. Bezüglich einer Therapie ist er skeptisch, aber sein Leidensdruck und seine Hoffnungslosigkeit motivieren ihn. Als Skriptgeschichte zu seiner Kindheit neigt er erst zu *Hänsel und Gretel*, dann aber wählt er *Die Bremer Stadtmusikanten*. Die fünf Tiere werden jeweils nicht mehr gebraucht, sind unnütz und sollen getötet werden. Deshalb flieht jedes von ihnen in den Wald und trifft dort auf die anderen. Sie freunden sich an und können im Wald gemeinsam überleben. Sogar die Räuber können sie verscheuchen. Das ist eine Geschichte, in der sich Dominik mit seiner kindlichen Einsamkeit und Unerwünschtheit und seiner Hoffnung wiederfindet, draußen im Wald Ruhe und vielleicht auch Geborgenheit zu finden.

Während seiner Pubertät hat ihn der Film *Spiel mir das Lied vom Tod* fasziniert. Er hat ihn mehrfach gesehen, war jedes Mal natürlich ganz gefangen von der berühmten Mundharmonika-Szene, wo der kleine Junge seinen Vater mit einer Schlinge um den Hals auf seinen Schultern tragen muss, und dieser, als er zusammenbricht, am Strang stirbt. Das Leben im Wilden Westen ist gefährlich, es gibt Korruption und überall lauert der Tod. Auch in Dominiks dritter Geschichte ist die Todesdrohung allgegenwärtig: *Schindlers Liste*. Der Unternehmer Oskar Schindler rettet – zunächst unfreiwillig – Juden aus dem besetzten Polen, die als Arbeiter in seiner Fabrik tätig sind, vor der Deportation ins Vernichtungslager. Sein anfänglicher Widerwille wandelt sich zunehmend in Menschlichkeit.

Dominik ist erschrocken über die Auswahl seiner drei Geschichten. Er bekommt eine Ahnung davon, als wie bedroht er seine Existenz als Kind erlebt hat. Er erkennt für sich, dass er nie eine wirkliche Erlaubnis zu leben gefühlt hat. Seine Rettung war die Natur, der Wald, wie bei den Bremer Stadtmusikanten. Da hatte er einen Ort, wo er sein durfte.

Zusammenfassung: Dominiks Skriptglaubenssätze

- **Ich bin nicht erwünscht.**
- **Liebe gibt es für mich nicht.**
- **Ich darf nichts wollen.**
- **Ich bin ganz allein.**
- **Das Leben ist kalt und ungerecht.**
- **Hoffentlich kommt jemand und erlöst mich.**

Seine Skriptentscheidungen als Kind

- **Ich muss hier weg.**
- **Ich muss alles mit mir allein ausmachen.**
- **Menschen traue ich nicht.**

Befolgte Antreiber

- **Sei stark.**
- **Streng dich an.**
- **Mach's recht.**
- **Sei vorsichtig.**

Seine Kinderwünsche

- **Nehmt mich doch einmal auf den Schoß.**
- **Sag mal, dass du mich doch magst.**
- **Schenk mir Wärme.**
- **Zeig mir was von dir.**
- **Zeig mir meinen Papa.**
- **Frag mich mal, was ich mag.**

Dominik tut sich schwer mit Reden. Er ist es nicht gewohnt, über sich zu sprechen. Überhaupt ist es für ihn neu und etwas beängstigend, dass sich jemand so sehr für ihn und seine Gedanken und Gefühle interessiert. Dennoch ist er sehr froh, dass er seine gelegentlichen geheimen Gedanken, nicht mehr leben zu wollen, mir erzählen darf. Er ist erstaunt, dafür nicht verurteilt zu werden, denn er kreidet sich diese Gedanken selbst als Unfähigkeit zu leben an. In der Therapie geht es jetzt vorrangig darum, dass er bereit ist, am Leben zu bleiben, und sich die Chance gibt, mithilfe der Therapie für sich neuen Lebensmut zu finden und darüber hinaus auch Lebensfreude. Dominik ist bereit, mit sich selbst einen »Ich-will-leben-Vertrag« zu machen, eine Variante von Non-Suizid-Verträgen. Er braucht dazu eine Weile, weil es für ihn auch bedeutet, sich wirklich auf den Weg zu machen, sich selbst anzunehmen und für sich zu kämpfen. Es ist für ihn auch ein großer Schritt, sich mir anzuvertrauen und Hilfe anzunehmen, wo er doch bisher so wenig Vertrauen finden konnte. Mit der Zeit schmückt er seinen »Ich-will-leben-Vertrag« weiter aus mit »Ich will gut leben«, »Ich will mich auf Beziehungen einlassen«, »Ich will meine Liebesgefühle entdecken« und vielem mehr.

Dominik hat ein stabiles Arbeitsumfeld und kann mit der Zeit auch die Anerkennung, die er dort bekommt, besser annehmen. Nach und nach ist er auch bereit, mehr von seinem Leidensweg als Kind zu erzählen und über seine unterdrückten Gefühle zu sprechen.

Wie bei den anderen Skriptmustern verfolgen viele der therapeutischen Strategien das Ziel, dass der Klient lernt, sich selbst und eigene Bedürfnisse wichtig zu nehmen, zu entdecken, was für ein liebenswerter Mensch er ist, wie er sich auf Nähe einlassen kann.

Für Dominik ist es ein längerer Weg, mit sich selbst und seiner Geschichte etwas versöhnlicher zu werden. Immer wieder kommt große Wut hoch, Wut auf seinen leiblichen Vater, der sich vor seiner Verantwortung gedrückt hat, aber auch Mitleid mit seiner Mutter. Ob er seinen leiblichen Vater suchen will, auch gegen den Widerstand seiner Mutter, ist für Dominik eine noch offene Entscheidung. Wichtig in der Therapie ist erst einmal, dass er den Schritt schafft, zu sich selbst sagen zu können: »Jetzt bin ich froh, dass ich am Leben bin und es mich gibt.« Das ist die Basis, um an die Gestaltung eines guten Lebens zu gehen und sich zu öffnen, sich auch auf Beziehungen und Liebe einzulassen.

Veränderungswege / therapeutische Strategien

Schutz und Fürsorge

Bei diesem schwerwiegendsten aller Lebensskriptmuster geht es zu Beginn der Therapie erst einmal grundsätzlich um Schutz und Unterstützung, sodass die Klienten in ihrer Depression, ihrer inneren Verzweiflung und Hoffnungslosigkeit nicht aufgeben und den Ausweg nicht im Suizid suchen. In jedem Fall ist nach Suizidgedanken zu fragen, auch wenn natürlich nicht alle akut suizidal sind, wenn sie zur Therapie kommen. Die Klienten müssen sich mit ihrer jetzigen und damaligen inneren Not angenommen und ernst genommen fühlen. Oft können sie erst durch die bedingungslose Annahme durch uns zur Selbstannahme kommen – und für diese Klienten ist das oft ein langer Weg. Klare Schutzverträge sind hier hilfreich und notwendig. Es ist auch gut, wenn wir mit den Klienten zusammen darauf schauen, welche Ressourcen und Kraftquellen es im aktuellen Leben gibt und wie sie diese besser nutzen können.

Ich-Zustands-Analyse

Bei allen Sorgen und Problemen, mit denen die Klienten zu kämpfen haben, kann es ihnen immer wieder helfen, zwischen ihren Ich-Zuständen unterscheiden zu lernen. Sie merken dann, dass viele ihrer Selbstwertprobleme ihren Ursprung im Kind-Ich haben. Sie können sich auch bewusster darüber werden, wie sie sich durch überhöhte und kritische Ansprüche selbst zu negativ beurteilen. Mit der Zeit können sie durch die Reflexion ihrer Ich-Zustände herausfinden, was denn tatsächlich zu ihnen und ihrem Selbst gehört und was sie aus ihrer Lebensgeschichte an »Altlasten« mit sich herumtragen.

Selbstannahme durch Beelterung

Durch die therapeutische, wertfreie und liebevolle Spiegelung vor allem der Kind-Ich-Nöte der Klienten, ihrer früheren unterdrückten oder nicht beantworteten Gefühle und Bedürfnisse, können die Klienten lernen, sich irgendwann auch selbst mit diesen Nöten anzunehmen. Das, was sie bei ihren Eltern vermisst haben, ein gutes, fürsorgliches Eltern-Ich-Verhalten, müssen sie nun sich selbst gegenüber entwickeln, und auch lernen, dies von anderen anzunehmen. Das ist für sie ein Wagnis, denn es bedeutet ungewohntes Vertrauen. Auch hier kann es sehr unterstützend sein, wenn Klienten einen Zugang zu Religion und Spiritualität haben. Sie dürfen sich dann von Gott angenommen fühlen.

Oft ist es erst in diesem Prozess möglich, dass all die verdrängte Trauer, der Schmerz, die Verzweiflung und die Wut zugelassen und ausgedrückt werden können. Das ist meist belastend und befreiend gleichzeitig. Manche nennen dies die Wachstumsschmerzen oder die Erstverschlimmerung der Beschwerden der Therapie – wie bei einer homöopathischen Behandlung.

Erlaubnisarbeit und Neuentscheidung

Letztlich nützt den Klienten keine therapeutische Erlaubnis zu einem guten und glücklichen Leben etwas, wenn sie sich diese Erlaubnis nicht selber geben. Sind sie dazu bereit, dann beinhaltet das auch die neue Entscheidung: »Ja, ich will leben, und ich werde für mein Glück sorgen, so gut es geht«, vor allem: »Ich bin froh, dass es mich gibt und dass ich lebe!«

Anregungen zur Selbstreflexion

- Inwieweit kann ich Ja dazu sagen, dass es mich gibt?
- Kann ich mein Inneres Kind beruhigen und ermutigen, wenn es seine früheren Zweifel fühlt?
- Brauche ich dazu noch mehr Unterstützung und bin ich bereit, sie mir zu holen?
- Auch wenn meine Eltern mich evtl. nicht gewollt haben – welche anderen Menschen haben sich gefreut, dass ich auf der Welt war bzw. bin?
- Welche anderen Quellen von Zuversicht und Lebensmut habe ich?
- Wer freut sich heute, dass es mich gibt?
- Darf ich mir heute erlauben, mir mein Leben so gut wie möglich zu gestalten?
- In welchen mir wichtigen Bereichen könnte ich das schon heute etwas mehr tun?

10 Ich bin böse, aber das darf keiner merken

Psychodynamik

Ich bin immer wieder erstaunt, wenn wir bei den Skriptanalysen auf dieses Muster stoßen, denn es geschieht in der Regel bei Menschen, bei denen man nie vermuten würde, dass sie sich selbst für schlecht oder böse halten. Es sind liebenswürdige Zeitgenossen, die meist eine große Freundlichkeit ausstrahlen und nie bewusst jemandem ein Leid zufügen würden. Sie haben aber oft Mühe, sich selbst auch wirklich als liebenswert zu erleben. Ihre innere Überzeugung, dass sie »schlecht« seien, ist von außen nicht nachvollziehbar. Nur manchmal hat man den Eindruck, dass hinter der Liebenswürdigkeit etwas zurückgehalten wird, dass diese Menschen nicht vollständig, nicht authentisch wirken.

Wenn sie mal hässliche Gedanken haben, schieben sie diese schnell weg, denn dabei fühlen sie sich sehr unwohl. Ärger spüren sie selten, und wenn, dann verurteilen sie sich dafür. Der Anflug von solchen Gefühlen kann tiefe Selbstzweifel über das eigene O. k.-Sein hervorrufen und damit auch Scham über das Nicht-O. k.-Sein. Die Betroffenen befürchten bisweilen sogar, den Boden unter den Füßen zu verlieren und in einen Abgrund zu stürzen, weil sie »so schlecht« sind. Schnell kehren sie zu ihrer gewohnten Strategie zurück, ärgerliche Situationen umzudeuten und dafür zu sorgen, dass Frieden einkehrt und es den anderen wieder gut geht – auch wenn dies auf Kosten eigener Bedürfnisse geht. Die werden ohnehin als nicht so wichtig angesehen. So merkt auch keiner – und sie selbst dann auch nicht mehr –, welche Aggressionen tatsächlich in ihnen schlummern. Die Zuwendung, die sie für ihre Freundlichkeit bekommen, bestätigt ihnen, dass sie angenommen und wohlgelitten sind, wenn sie freundlich sind. Und wenn es bisher keine tragfähigen Erfahrungen gegeben hat, mit Ärger, hässlichen Gedanken und kleinen »Gemeinheiten« o. k. und von anderen angenommen zu sein, dann ist es für diese Menschen auch sehr schwer, Neuland auszuprobieren und

Ärger zuzulassen. Fühlen sie sich bei Ärger oder unangepasstem Verhalten ertappt, wird ihnen schnell unwohl, und sie beschwichtigen oder verleugnen ihre Wut.

Wie aber kommt es dazu, dass Menschen die kindliche Einstellung mit sich herumtragen, ein schlechter Mensch, ein »böses Kind« zu sein?

Es ist erstaunlich, welche Erinnerungen Klienten dazu haben, das heißt, was für markante Situationen ihnen dazu einfallen, in denen sie als Kind diese »irrationalen« kindlichen Sichtweisen entwickelt haben oder das Verhalten der Erwachsenen entsprechend interpretiert haben. Ein paar kleine Beispiele dazu.

Erzählte Erinnerungen

»Böse Hand!«

Als kleines Mädchen holte sich Margit, als die Mutter kurz die Küche verließ, zwei Schokoriegel aus der Süßigkeitendose und versteckte sie schnell unter ihrem Pulli. Die Mutter, zurückkehrend, sah das noch gerade, nahm die Hand des Mädchens, gab einen Klaps darauf und sagte: »Böse Hand!«

Tierquälerei

Als Junge spielte Bert mit einem Freund im Hof mit Schnecken. Sie bauten mit Stöcken und Sand eine kleine Rennbahn und setzten die Schnecken hinein. Die große Schwester kam zufällig vorbei und rief: »Du bist ein Tierquäler, das sag ich Papa!« Abends sagte der Vater: »Was bist du nur für ein garstiger Junge, kleine arme Tiere zu quälen! Was steckt da nur für ein Kerl in dir?«

Hexe

Petra entdeckte in der Analyse ihres Lebensskripts, dass sie als kleines Mädchen geglaubt hat, dass sie »böse« sei, eine »garstige Hexe«. Nur so konnte sie sich erklären, warum ihre Mutter sie damals häufig schlug. Als böse Hexe hatte sie es ja verdient. In ihrer kindlichen

Logik erklärte sie sich damit, dass die Mutter ja recht hatte, wenn sie sie schlug. Natürlich wollte sie sich aber auch davor schützen, noch mehr geschlagen oder eingesperrt zu werden. Deshalb tat sie alles, um ihr Böse-Sein zu verbergen, und bemühte sich, immer besonders gut, hilfreich und lieb zu sein. Mit seiner Erklärung für die Schläge der Mutter (die diese vielleicht eher aus Überforderung und Stress heraus gab) nahm das kleine Mädchen die Verantwortung und die Schuld für die Schläge auf sich. Denn als Kind war es ihr unmöglich, die Mutter für »böse« zu halten, wenn diese sie schlug. So konnte sie sich als Kind ihre Liebe zur Mutter bewahren und schützen. Es ist in der Tat oft erstaunlich, was Kinder alles tun oder ertragen, um ihre Eltern weiterhin lieben zu können.

Letztlich war Petra – auch später in ihrem Leben – davon überzeugt, dass andere Menschen sie nicht mögen werden, wenn sie erst merken, wie sie wirklich ist. Mit dieser Grundüberzeugung konnte sie ihrem Freund nicht vertrauen und ihm glauben, wenn er sagte, dass er sie liebe. Sie säte Misstrauen, testete ihn immer mehr, bis er es schließlich leid war und sich von ihr trennte. Das sah sie wiederum als Bestätigung für ihre Grundüberzeugung, dass man jemand so Bösen wie sie nicht mögen kann.

Auch das folgende Beispiel zeigt, wie eine junge Frau ihr Skriptmuster, »böse zu sein«, entdeckt, es annehmen lernt und sich allmählich daraus befreien kann.

Fallbeispiel Sabine

Sabine ist eine hübsche und liebenswürdige junge Frau. In der Schule und später im Studium war sie sehr beliebt. Alle mochten sie wegen ihres freundlichen Wesens. Auch bei der Arbeit, im Team, ist sie allen sehr zugewandt und kooperativ. Bei ihrem großen Harmoniebedürfnis verspürt sie aber zunehmend Stress, wenn es widersprüchliche Meinungen und kritische Auseinandersetzungen gibt. Ärger und aggressive Äußerungen anderer bereiten ihr großes Unbehagen, und sie versucht dort, wo sie solchen Stresssituationen nicht aus dem Weg gehen kann, durch Freundlichkeit und Vermittlung die Wogen zu glätten. Dass sie dabei selbst immer mehr in den Strudel von Auseinandersetzungen und Kritik gerät, merkt sie erst, als sie mehrfach die harsche Rückmeldung bekommt, wie sehr den anderen ihre Harmoniesucht und ihr freundliches »Getue« auf den Wecker gehen. Sie solle doch endlich mal Farbe bekennen und ihren unterdrückten Ärger rauslassen. Eine Kollegin nennt sie sogar »scheinheilig«, was Sabine zunächst sehr erzürnt. Diese Kommentare machen sie zutiefst betroffen, und sie stürzt in eine tiefe innere Krise. Sie versteht nicht, warum sich die Kollegen plötzlich gegen sie wenden, wo sie doch immer bemüht war, zu allen freundlich zu sein. »Unterdrückter Zorn«, das passt doch überhaupt nicht zu ihrem Selbstbild. Sie erzählte ihrem Freund daheim von den Problemen bei der Arbeit und begann über die verständnislosen und gemeinen Kolleginnen zu schimpfen. Seine Antwort: »Na, endlich bist du auch mal wütend. Ich dachte schon, du bist ein verkappter Engel.« Diese Reaktion stürzt Sabine nur noch mehr in Zweifel darüber, wer und wie sie eigentlich wirklich ist. Steckt sie vielleicht doch voller Ärger? Nagende innere Zweifel und Befürchtungen führten sie auf Empfehlung einer Freundin schließlich in die Therapie.

Therapie

Bei der Betrachtung und Erforschung ihrer Lebensgeschichte meint Sabine, dass sie bis zu dieser Erschütterung in der Arbeit eigentlich überall wohlgelitten gewesen sei und eine »harmonische« Kindheit gehabt habe. Sie erlebt nur öfter starke körperliche Verspannungen und muss wegen starken Zähneknirschens nachts eine Gebissschiene tragen. Ihre Spannungskopfschmerzen teilt sie mit ihrer Mutter, hat aber bislang nie darüber nachgedacht, welchen Grund es dafür geben könnte außer einer Veranlagung. Sabine kann sich nicht erinnern, wie es war, wenn sie als Kind wütend oder zornig war. Auch ihre Pubertät verlief »friedlich«, auch nach Aussage ihrer Mutter. Wenn der Vater mal laut und wütend war, fing die Mutter meist an zu weinen oder lief aus dem Zimmer. Sabine erklärte sich das mit besonderer Empfindsamkeit der Mutter. Das hatte sicher Gründe in der Lebensgeschichte der Mutter selbst, die Sabine aber nicht kannte, denn die Mutter sprach nicht gerne darüber.

Bei der Besprechung dieser Fragen in der Therapie ist Sabine sehr unruhig und möchte immer gerne das Thema wechseln, obwohl sie gleichzeitig auch herausfinden will, was es mit dem Thema »Wut« auf sich hat.

Als Kind war eine ihrer Lieblingsgeschichten das *Märchen vom Wolf und den sieben Geißlein*, das sie immer wieder gerne hören wollte. Sie identifiziert sich natürlich mit dem armen kleinen siebten Geißlein, das dem Bösen zum Glück entgehen konnte, weil es sich im Uhrenkasten versteckte. Manchmal fand sie den Vater wie einen erschreckenden Wolf, wenn er so laut und aggressiv war. Aber sie mochte ihn gleichzeitig auch sehr. Das Wort »verstecken« allerdings löst in Sabine etwas aus: Es bringt sie darauf, dass sie sich im Grunde genommen im Zusammensein mit anderen Menschen doch lieber immer etwas zurückhält, sich irgendwie versteckt, weil sie keine Grundsicherheit spürt, ob sie wirklich so angenommen wird, wie sie ist. Die Frage, wo denn eigentlich ihr eigener Ärger und Zorn seien, ob sie nicht selbst auch der Wolf sei, der sich ja gut verstecke, löst in ihr eine Welle von Angst, Scham und Tränen aus. Plötzlich fällt ihr eine alte Szene ein, die sie ganz vergessen hatte.

Als sie vier oder fünf Jahre alt war und einmal sehr zornig auf die Mutter, nahm diese sie mit vor den großen Spiegel im Flur und sagte: »Schau genau hin: Wenn du so weitermachst, kannst du sehen, wie bei dir gleich die Hörner rauskommen.« Sabine erinnert sich, dass sie danach manchmal heimlich vor den Spiegel ging, um nachzuschauen, ob die Hörner schon wuchsen. Ihre Gefühle von Ärger und Wut machten ihr Angst; sie befürchtete, dass dann der Teufel aus ihr rauskäme. Denn dass Menschen keine Hörner, wohl aber der Teufel welche habe, das wusste sie schon. Sie beschloss damals, dass sie nie wieder zornig werden dürfe, denn die Mama würde sicher keinen Teufel lieb haben. Also wollte sie ab jetzt immer ein liebes Mädchen sein.

Bei dem Gedanken, dass Sabine als Kind glaubte, innendrin »böse«, wie ein »Teufel« zu sein, wird ihr sehr mulmig, und mit großer Angst sagt sie halb fragend: »Ja, dann bin ich vielleicht wirklich böse und die anderen haben das längst gemerkt.« Sie spüre ja manchmal in sich auch so ein Grollen und habe ab und zu hässliche Gedanken, die sie dann aber schnell wegwische. Ein Teil in ihr (das Kind-Ich, die kleine Sabine) glaubte oder glaubt noch, tatsächlich böse zu sein, während die Erwachsene allmählich erkennt und versteht, dass sie das als Kind zwar geglaubt hat, es aber natürlich nicht ist.

Diesen Unterschied zwischen dem heutigen Denken (ER) und dem kindlichen Denken und Fühlen von früher wahrzunehmen, ist ein therapeutisch bedeutsamer Schritt. Die kognitive Erkenntnis ist der erste und leichtere Schritt, danach folgt das auch emotionale Annehmen dieser Erkenntnis. Sabine kann nun verstehen, wie sie als Kind zu dem irrationalen, aber kindlich-logischen Schluss gekommen war, böse zu sein. Als Erwachsener wird ihr klar, dass Wütend-Sein nicht gleich Böse-Sein ist.

Ihre kindliche Schlussfolgerung hieß: »Ich bin böse«, und um damit leben zu können, beschloss sie: »Aber das darf keiner merken, also werde ich immer lieb sein.« Das war ihre eigenständige Skriptentscheidung, die ihr als Kind half, ihre Angst vor Liebesverlust zu mindern. Die Folge: Gefühle von Ärger musste sie unterdrücken und anderen Menschen gegenüber freundlich und zugewandt sein, es ihnen recht machen, um so sicher zu sein, geliebt zu werden. Dass sie diesem Gefühl, gemocht zu sein, nie wirklich ganz vertrauen konnte, führte in der Folge dazu, dass Sabine sich noch mehr um andere kümmerte und sich bemühte, deren Bedürfnisse zu erfüllen, und somit begann ein Teufelskreis. Die Zuwendung, die sie eine Zeit lang immer dafür bekam, verstärkte das skriptgebundene Verhalten, führte aber nicht zu einem wirklich stabilen Selbstwertgefühl.

Zusammenfassung: Sabines Skriptglaubenssätze

- **Ärger und Zorn sind gefährlich.**
- **Ich bin böse.**
- **Wenn ich böse bin, mag mich die Mama nicht.**
- **So, wie ich bin, bin ich nicht o. k.**

Ihre Skriptentscheidungen als Kind

- **Meinen Ärger darf ich nicht zeigen.**
- **Keiner darf merken, dass ich böse bin.**
- **Ich muss immer lieb sein.**

Befolgte Antreiber

- **Sei stark.**
- **Mach's anderen recht.**
- **Sei vorsichtig.**

Existenzielle Grundposition

- **Ich bin nicht o. k., die anderen sind o. k.**

Auch wenn dieses Grundmuster häufig zu finden ist, bedeutet es hier doch eine sehr tiefe existenzielle Bedrohung: Welchen Platz darf ich überhaupt auf dieser Welt haben, wenn ich nicht o. k., also böse bin?

Ihre Kinderwünsche

- **Hab mich lieb.**
- **Erklär mir meine Gefühle.**
- **Lass mich zornig sein.**
- **Sag mir, dass ich ein gutes Kind bin.**

Als nächsten Schritt will Sabine jetzt ihre Gefühle von Ärger und Wut erforschen und kennenlernen, sie überhaupt erst einmal selber annehmen. Sie möchte auch lernen, Ärger auszudrücken und dabei ihre (kindliche) Angst auszuhalten, dann vielleicht nicht mehr so gemocht zu werden. Auf diesem Entwicklungsweg erlebt sie in der Folge manche Höhen und Tiefen, denn die Reaktionen ihrer Umwelt auf ihren Ärger verunsichern sie manchmal noch sehr. Oft sucht sie übertriebene Bestätigung, ob ihr Ärger auch o. k. für die anderen sei. Im Laufe der Zeit lernt sie, ihrem ängstlichen kindlichen Teil diese Zusicherung selbst zu geben, auch die Therapie dafür nicht mehr zu brauchen. Sie lernt – bildlich gesprochen –, ihr verunsichertes Inneres Kind selbst wie eine unterstützende Mutter an die Hand zu nehmen, die dem Kind zeigt, wie man Ärger angemessen ausdrücken kann.

Zum Glück hat Sabine einen Partner und Kollegen, die ihre Veränderungen wohlwollend registrieren. Sie hatten ja keine Ahnung davon, welch innere Auseinandersetzungen Sabine mit ihrer »Teufelin« hatte. Sie nutzt noch eine Weile die Einzeltherapie, um sich ihre immer wieder einmal auftretenden inneren Zweifel anzuschauen und Selbstvertrauen und Mut zu gewinnen, um mit allen ihren Seiten ganz zu sich zu stehen.

Veränderungswege / therapeutische Strategien

Selbstwahrnehmung und Bewusstheit fördern

Es geht um das Wahrnehmen und Zulassen der eigenen dunklen, »schlechten« Seiten, Gedanken, Gefühle, Verhaltensweisen. In einer vertrauensvollen und akzeptierenden Atmosphäre der therapeutischen Beziehung können sich Klienten trauen, ihre »dunklen« Seiten ans Licht zu bringen, um sie anzuschauen, denn hier erfahren sie, dass sie nicht verachtet, ausgelacht oder weggeschickt werden.

Bezugsrahmenerweiterung und Enttrübung

Im nächsten Schritt geht es um die Reflexion, was an diesen sogenannten »schlechten«, »bösen« Aspekten wirklich schlecht, böse, schädigend oder auch unethisch ist.

Ich-Zustands-Analyse

Mithilfe der Ich-Zustands-Analyse können Klienten erkennen, wo die Quelle der Bewertungen von Gut und Böse ist: Ist es kindliche Moral, elterliche Moral, sind es gesellschaftliche oder kulturelle Werte? Wann ist es wirklich eine erwachsenengemäße ethische Sicht, die etwas als »böse« einstuft? Es geht also nun darum, immer wieder am konkreten Fall zu überprüfen, welcher Teil der Persönlichkeit gerade wertet, und was der Realität und den heutigen Werten wirklich angemessen ist.

Sich anvertrauen und Selbstannahme durch Beelterung

Sich selbst annehmen lernen mit allen seinen Seiten, vor allem dadurch, dass man sich anderen Menschen mit allen seinen Seiten anvertraut und sich damit annehmen lässt – das ist eine große Entwicklungsaufgabe. Wie schwer fällt es Klienten oft, die bedingungslose Wertschätzung und Akzeptanz seitens der Therapeuten wirklich zuzulassen und anzunehmen! Oft kann erst dann eine volle Selbstannahme gelingen, weil sich die Klienten nicht mehr mit ihren speziellen Themen verstecken müssen. In dieser Phase erleben die Klienten auch, dass sie in ihrem persönlichen Umfeld mehr angenommen werden – auch mit ihrem Ärger –, als sie vorher gedacht hatten. Oder die Akzeptanz der anderen wird ihnen jetzt bewusster und sie brauchen sie nun nicht mehr abzuwerten.

Erlaubnisarbeit

Damit das Innere Kind nachreifen kann, braucht es die Erlaubnis, sich mit allen seinen Seiten angenommen zu fühlen und diese auch zeigen zu dürfen, zum Beispiel auch ärgerlich und zornig zu sein. Es braucht die Erlaubnis, auch schlechte oder böse Gedanken haben zu dürfen, aber zu entscheiden, ob und welche es auch in die Tat umsetzt. Die Klienten können lernen, ihre eigene kritische Bewertungsinstanz einzugrenzen und abzumildern durch eine fürsorgliche und unterstützende »elterliche« Stimme.

Neuorientierung / Neuentscheidung

Die kognitive Veränderung – »Ärger spüren ist o.k.« – ist der erste und einfachere Schritt. Das alte Skriptmuster kann aber nur wirklich aufgehoben werden, wenn die neue Erkenntnis auch emotional gefühlt werden kann, zum Beispiel: »Ich bin o.k.«, oder: »Ich bin und bleibe liebenswert, mit allen meinen Seiten, den guten und den ›bösen‹«, oder: »… auch mit meinen ›schlechten‹ Seiten«.

Integration und Transformation

Erst wenn wir uns unserer sogenannten »negativen«, »schlechten« Gedanken und Impulse bewusst werden, können wir dafür Sorge tragen, wie wir mit ihnen umgehen, ob wir etwas davon in Handeln umsetzen oder nicht. Bleiben diese »dunklen« Anteile verborgen, auch für uns selbst, dann können sie sich im Untergrund unbemerkt in unser Denken und Handeln einschleichen, und wir haben dann keine Kontrolle darüber.

Wir können sogenannte »böse« Gedanken auch nutzen, um herauszufinden, welche Fantasien oder innere Not vielleicht dahinterstecken. Es ist ja zutiefst menschlich, mitunter auch »hässliche« Gedanken zu haben. Wenn wir uns dieser Teile in uns bewusst sind, können wir gut für sie sorgen und müssen sie nicht ausagieren. Wir brauchen dann auch nicht mehr das »Böse« nur im Außen, in anderen Menschen oder in den Umständen zu suchen.

Anregungen zur Selbstreflexion

- Bin ich immer ein »guter« Mensch?
- Habe ich öfter »schlechte« Gedanken, und was ist schlecht an ihnen?
- Wann empfinde ich mich als schlechter Mensch? Ist das eher ein kindliches oder ein erwachsenes Gefühl?
- Inwieweit unterscheide ich zwischen »bösen« Gedanken und schlechtem Verhalten?
- Wie stehe ich zu Ärger und Wut oder auch Jähzorn? Wie gut

kenne ich diese Gefühle bei mir? Kann ich sie angemessen ausdrücken und auch prüfen, wann dies angebracht ist?

- Wo gibt es für mich einen geschützten, vertraulichen Raum oder Menschen, wo ich meine dunklen Seiten, »böse« oder »schlechte« Aspekte meines Denkens, Fühlens und Verhaltens mitteilen oder ausdrücken kann, ohne dadurch Schaden zu verursachen?
- Wie kann ich mich selbst auch mit meinen »schlechten« Seiten annehmen und damit menschlich sein?
- Kann ich ein offenes Herz auch anderen gegenüber behalten, die von ihren »bösen« Gedanken oder hässlichem Verhalten erzählen?

11 Ich bin schuld

Psychodynamik

Wenn wir Probleme betrachten, die mit Schuld und Schuldgefühlen zu tun haben, ist es wichtig, zwischen tatsächlicher Schuld und selbst erzeugten Schuldgefühlen zu unterscheiden. Beim Schuldskript hält sich das Kind für schuld an Situationen, an Problemen, am eigenen Leid und am Leid der Bezugspersonen, für die es aber nicht verantwortlich ist und als Kind auch nicht sein kann.

So können wir uns als Kinder zum Beispiel schuldig fühlen am Unglück der Eltern,

- weil sie wegen uns heiraten mussten,
- weil sie wegen uns keine Karriere machen konnten,
- weil wir als Kind so schwierig waren,
- weil sie wegen uns so viel gestritten haben,
- weil die Mutter wegen uns einen Nervenzusammenbruch hatte,
- weil die Mutter einen Suizidversuch unternommen hat,
- weil der Vater zu viel trank,
- weil der Vater uns öfter bestraft hat (auch wenn wir nicht wussten, wofür),
- weil unser Geschwisterchen gestorben ist …

Für die Wirkung solcher Skriptglaubenssätze ist es unerheblich, ob die Eltern dem Kind eine Schuld bewusst oder unbewusst zugeschoben haben oder ob das Kind sie nur vermutet, fantasiert oder irgendwelche mitgehörten Äußerungen dahingehend interpretiert. Fühlt sich ein Kind schuldig, so hat es das Gefühl, dass es diese Schuld irgendwie ausgleichen oder sühnen muss. Meist geschieht dies dann durch einen Verzicht auf eigenes Glück, durch Überanpassung, mitunter auch durch Krankheit.

Kinder sind bereit, fast alles zu tun, damit ihre Eltern glücklich sind. In seinem magischen Denken glaubt das Kind, es hätte das

Leid der Eltern verursacht oder es zumindest verhindern können. Das fühlt sich für das Kind besser an, weil es so die Hoffnung behalten kann, das Leid wenigstens beim nächsten Mal verhindern zu können. Diese vermeintliche Selbstwirksamkeit und Verantwortlichkeit ist leichter zu ertragen als die tatsächliche Ohnmacht und das vollkommene Ausgeliefert-Sein. Das Kind ersetzt also Ohnmachtsgefühle durch Schuldgefühle, um sich eine Hoffnung zu erhalten und um die Eltern zu entlasten von deren »Schuld«.

Erzählte Erinnerungen

»Wenn er stirbt, ist es nicht schlimm«

Sandra war das erste Mädchen – eine Enttäuschung für den Vater, denn der hatte sich sehnlichst einen Sohn gewünscht. Der kam dann auch zwei Jahre später. Sandra fühlte sich zurückgesetzt, weil dieser kleine Prinz vom Vater sehr verwöhnt wurde. Sie kann sich noch gut erinnern, wie es war, als der kleine Bruder mit drei Jahren schwer an Gehirnhautentzündung erkrankte. Alle waren sehr um ihn besorgt. Sandra schämt sich heute noch für die Gedanken, die sie damals hatte. Sie machen ihr noch jetzt ein schlechtes Gewissen: »Wenn er stirbt, ist es nicht schlimm!« Sie erhoffte sich, nach dem Tod des Bruders väterliche Liebe endlich auch für sich zu bekommen, da sie dann ja das einzige Kind sein würde.

Tragischerweise kam ihr Bruder mit sechs Jahren bei einem schrecklichen Fahrradunfall tatsächlich ums Leben. Sandra war damals acht. Neben all der Trauer und dem Schmerz aktualisierte das auch ihre kindlichen Schuldgefühle. Immer wieder musste sie daran denken, dass ihrem Bruder der Unfall vielleicht nur passiert war, weil sie ja zuvor seinen Tod gewünscht hatte. Auch heute, als Erwachsene, bekommt Sandra leicht ein diffuses Schuldgefühl, wenn irgendjemandem etwas Schlimmes zustößt. Ihr kindliches Schuldgefühl ist geblieben, auch wenn sie als Erwachsene weiß, dass sie keine Schuld trifft. Ihre kindlichen Gedanken von damals waren ja nur Ausdruck des eigenen Leides und der Sehnsucht nach Geliebt-Werden.

Fallbeispiel Hans

Hans kommt auf Anraten seiner Frau zur Therapie. Er fühlt sich öfter niedergeschlagen und lustlos, vor allem aber neigt er dazu, sich schnell schuldig zu fühlen und sich dann noch mehr zurückzuziehen. Die Auseinandersetzungen und Konfliktgespräche mit seiner Frau findet er sehr anstrengend. Er fühlt sich schnell angegriffen, und am liebsten würde er dann den Kopf in den Sand stecken. Manchmal tut er auch so, als merke er nicht, worum es ihr geht, aber danach hat er erst recht ein schlechtes Gewissen. Sie wirft ihm vor, dass er kneift. Hans ist Schreiner und arbeitet in einem kleinen Betrieb. Auch da fühlt er sich immer verantwortlich, dass alles reibungslos klappt. Sein Chef lobt ihn sehr und ist dankbar für seine Zuverlässigkeit.

Zuflucht findet Hans beim Lesen, wozu er sich gern zurückzieht. Es tut ihm gut, aber er kommt inzwischen leider nur noch selten dazu.

Hans ist das älteste Kind. Seinetwegen musste die Mutter auf ihr Studium verzichten. Um keine Schande über die Familie zu bringen, musste seine schwangere Mutter auf Druck ihrer Eltern hin den Nachbarsburschen heiraten, Hans' Vater. Dieser war damals 21 Jahre alt und verdiente sein Geld als Malergeselle. Die Mutter war unglücklich mit ihm, denn er war schon nach kurzer Zeit untreu, was Hans aber erst viel später erfuhr. Die Eltern ließen sich nach zwei Jahren scheiden und Hans' Mutter heiratete kurz darauf wieder. Mit seinem Stiefvater zusammen bekam sie nach drei und vier Jahren noch zwei Töchter. Die Mutter stritt viel mit dem Stiefvater. Manchmal hörte Hans, dass der Stiefvater über ihn schimpfte und der Mutter seinetwegen Vorwürfe machte: »Der Junge ist so ungezogen!« Oft lief seine Mutter weinend aus dem Zimmer und verkroch sich in ihr Bett. Hans ging dann manchmal zu ihr, legte sich ganz leise neben sie und legte ihr seine Hand auf den Kopf, bis sie still wurde. Manchmal kam der Stiefvater abends schlecht gelaunt heim, und wenn Hans zu laut war, bekam er Schläge von ihm.

Therapie

Als Lieblingsgeschichte aus seiner Kindheit nennt Hans spontan *Max und Moritz*. Bei der Reflexion dieser Geschichten ist ihm ganz selbstverständlich, dass diese »schlimmen Jungen« ja zu Recht bestraft werden. Er kann sich allerdings nicht erinnern, dass er selber auch solche Streiche gemacht hat. Er hätte es wahrscheinlich gerne gewollt, hat sich aber nie getraut. Er fühlte sich allerdings oft schuldig, ohne wirklich zu wissen, woran.

Als Jugendlicher hat ihn Dostojewskis Roman *Schuld und Sühne* sehr bewegt, wo es um Fragen von Moral, Gerechtigkeit und Schuld geht. Er hat mitgelitten mit dem Studenten Raskolnikow, der zum Mörder wird und letztlich an seiner Leidensgeschichte und seiner Schuld zerbricht. Als Geschichte aus den letzten Jahren faszinierte ihn das Theaterstück *Ödipus* von Sophokles. Beim Betrachten seiner drei gewählten Skriptgeschichten ist auch für Hans unübersehbar, dass es immer um die Frage von Schuld geht. Mit diesem Fokus schaut Hans auf seine Kindheit und bestätigt, dass er sich immer irgendwie schuldig gefühlt hat, vor allem dafür, dass wegen ihm die Mutter seinen Vater heiraten musste und mit ihm unglücklich war. Wahrscheinlich musste sie auch froh sein, dass der Stiefvater sie dann zur Frau nahm, eine Geschiedene mit Kind müsse ja dankbar sein, meint er.

Zusammenfassung: Hans' Skriptmuster

- **Ich bin schuld, wenn's der Mama schlecht geht.**
- **Ich bin schuld, egal an was.**
- **Das Leben ist ungerecht.**
- **Ich bin nicht wichtig.**

Seine Skriptentscheidungen als Kind

- **Ich muss immer nach der Mama schauen.**
- **Ich darf keinen Ärger machen.**
- **Am besten, ich stelle mich dumm.**
- **Am besten, ich verzieh' mich.**

Befolgte Antreiber

- **Mach's recht.**
- **Sei stark.**
- **Sei vorsichtig.**

Seine Kinderwünsche

- **Papa, bleib bei uns.**
- **Streitet nicht schon wieder.**
- **Sagt mal, dass ich nicht schuld bin.**
- **Lasst uns doch mal alle zusammen was Schönes spielen.**
- **Nehmt mich in den Arm und tröstet mich.**
- **Papa, mach mal mit mir zusammen einen Jungenstreich.**

Es gibt zwei parallele Themen, an denen Hans in der Therapie arbeiten will: die aktuelle Beziehung zu seiner Frau und seine alten Schuldgefühle. Er ahnt schon, dass sie zusammenhängen. Bei der Analyse typischer Konfliktsituationen mit seiner Frau erkennt er, dass er sich defensiv verhält, wegschaut oder ausweicht, um Kritik und Vorwürfen zu entgehen. Er kann sich eingestehen, dass er lieber ablenkt, als sich mit Vorwürfen auseinanderzusetzen, da ihm seine sofort aufkommenden Schuldgefühle arg zusetzen. Er will nun herausfinden, ob er sich die Schuldgefühle zu Recht macht oder ob es einfach seine alten Muster sind. Er ist bereit, seine Frau im Gespräch direkt zu fragen, ob sie Vorwürfe hat und welche oder ob sie vielleicht nur etwas von sich selbst erzählen will.

Vom Kopf her weiß Hans, dass er am Schicksal seiner Mutter nicht schuld ist. Aber sein Inneres Kind fühlt sich nicht frei von Schuld. Zunächst hat er wenig Erinnerungen an früher. Aber dann braucht Hans viele Stunden, um immer wieder von Situationen aus seiner Kindheit zu erzählen, in denen er sich schuldig gefühlt hat und alles tun wollte, damit die Mutter nicht noch mehr leidet. Allmählich bekommt er beim Wiedererinnern auch Zugang zu seinen damaligen Gefühlen: der Trauer über das Verschwinden seines leiblichen Vaters und auch dem großen Ärger auf ihn, dass er seinen Sohn und die

Mutter einfach hat sitzenlassen. Hans erinnert sich auch an sein Mitleid mit der Mutter, die ja nie was Böses getan habe und so schlecht behandelt wurde. Um auch seine damalige berechtigte Wut auf die Mutter zu spüren, braucht er noch länger. Damit verbunden muss er sich erst eingestehen und zulassen, wie ohnmächtig und hilflos ausgeliefert er sich damals als kleiner Junge gefühlt hat. Das ist für ihn in der Therapie fast die schmerzlichste Phase.

Hans hat Glück, dass seine Frau Verständnis für ihn und für die Prozesse hat, die er in der Therapie durchmacht. So kann er sich auch ihr öffnen und ihr von seiner früheren Ohnmacht erzählen. Zu einem späteren Zeitpunkt kommt Hans dann für einige Stunden zusammen mit seiner Frau, um mit ihr Konfliktgespräche zu üben. Beide wollen lernen, wie sie Kritik dem anderen gegenüber konstruktiv äußern können, ohne jeweils Schuldgefühle zu erzeugen oder mit diesen zu reagieren, und wie sie sich kritischen Punkten erwachsen stellen können.

Damit verbinden sich für Hans beide anfänglichen Therapieanliegen. Er weiß jetzt auch, dass er, wenn er sich wieder mal dumm stellt oder ablenken will, versucht, wie früher möglichen Schuldgefühlen zu entgehen. So wird es ihm möglich, immer mehr erwachsen zu reagieren und im Hier und Jetzt zu bleiben.

Veränderungswege / therapeutische Strategien

Ich-Zustands-Analyse und Enttrübung

Hilfreich ist für Klienten mit Schuldgefühlen, immer wieder zu erkennen, in welchem ihrer Ich-Zustände sie die Schuldgefühle wahrnehmen. Dabei finden wir allerdings häufig eine Trübung des Erwachsenen-Ichs, denn die Klienten finden viele Argumente, warum ihre Schuldanteile doch normal und richtig seien, denn ihr Kind-Ich und ihr Eltern-Ich sind nicht objektiv.

Lebensgeschichtliche Deutung

Meist erkennen die Klienten erst vor dem Hintergrund ihrer Lebensgeschichte, wie diese Schuldgefühle ihre kindliche Überlebensstrategie waren, um sich in den unglücklichen Situationen nicht so ausgeliefert zu fühlen und um die Eltern zu schonen.

Selbstannahme und Erlaubnisarbeit

Die hinter dem Schuldgefühl liegenden ursprünglichen Gefühle von Trauer, Wut, Ohnmacht und Scham anzunehmen, ist für die Klienten meist ein sehr schmerzhafter, letztlich aber auch befreiender Prozess. Dieser braucht seine Zeit und einen guten, schützenden therapeutischen Raum, wo das Kind-Ich Fürsorge, Halt und Ermutigung bekommt.

Neuentscheidung

Wenn das Innere Kind zu der gefühlten Neuentscheidung kommen kann, für das Glück und Unglück der Eltern nicht verantwortlich zu sein, und ihnen ihre Verantwortung zurückgeben kann, ist die Therapie fast schon abgeschlossen.

Allerdings sollte die Neuentscheidung nicht lauten, dass man sich nur noch um das eigene Glück kümmert und einem das Leid anderer egal ist. Das wäre keine Skriptauflösung, sondern ein trotziges Gegenskript.

Integration und Transformation

Eine Sensibilität für Gerechtigkeit und Ungerechtigkeit, ein Hinschauen auf die Nöte anderer, ohne selbst unreflektiert in die Retterrolle zu schlüpfen, das sind Kennzeichen einer Integration und Transformation dieser therapeutischen Auflösung von skriptgebundenen Schuldgefühlen.

Anregungen zur Selbstreflexion

- Neige ich zu Schuldgefühlen?
- Empfinde ich Scham dabei?
- Kenne ich die Anlässe, auf die ich mit Schuldgefühlen reagiere?
- Für wie angemessen halte ich sie?
- Was könnte ich tun, um realistisch zu klären, welche möglichen Anteile an realer Schuld ich habe?
- Kenne ich die Verlockung, anderen Schuldgefühle zu machen, um etwas für mich zu erreichen?
- Welche erwachsenen Auseinandersetzungen kann ich führen, ohne Schuldgefühle zu erzeugen oder selbst zu entwickeln?
- Wie kann ich zu tatsächlicher Schuld stehen und mit ihr umgehen?
- Kann ich auch versöhnlich mit mir und anderen sein?

12 Ich muss stark sein und mich kümmern

Dieses Muster lässt sich auch formulieren als: Ich muss dafür sorgen, dass es anderen gut geht.

Psychodynamik

In seiner Auswirkung auf das Verhalten ist dieses Muster dem vorigen ähnlich: Wir fühlen uns dafür verantwortlich, wie es der Familie, den Eltern bzw. überhaupt anderen Menschen geht. Deshalb müssen wir uns um sie kümmern. Hier liegt aber eher nicht das Gefühl zugrunde, am Unglück der anderen schuld zu sein. Das Sich-Kümmern um andere entspringt dem kindlichen Mitgefühl, wenn das Kind spürt, dass Vater oder Mutter unglücklich oder einsam sind oder mit den Anforderungen des Lebens nicht fertig werden. Das Kind verzichtet dann aufs Kind-Sein und sorgt und kümmert sich. Es übernimmt früh, zu früh, Verantwortung für das Leben in der Familie. Auch wenn Mutter oder Vater nach außen hin »funktionieren« – das Kind spürt mit feinen Antennen, wie es den Eltern seelisch wirklich geht. Es beginnt, psychisch und manchmal auch ganz alltagspraktisch für die Eltern zu sorgen. Reale Anlässe können z. B. sein, dass in der Familie Gewalt herrscht oder jemand eine psychische oder körperliche Erkrankung hat und damit nur eingeschränkt funktionsfähig ist. Es kann auch sein, dass ein älteres Kind zu große Fürsorgepflichten für ein kleines Geschwisterchen aufgetragen bekommt. So werden Kinder parentifiziert, das heißt, sie gelangen zu früh in eine elterliche, sorgende Rolle. Die normale Mutter-Kind-Symbiose, wie sie für die frühe Kindheit angemessen ist, wird hier umgedreht: Das Kind entwickelt früh sein kindliches Eltern-Ich, um für Mutters oder Vaters Kind-Ich zu sorgen. Systemisch gesehen, leisten die Kinder damit einen enormen Beitrag zum Bestehen und Funktionieren der Familie, auch wenn dies für sie Verzicht auf eigene Bedürfnisse bedeutet. Diese Kinder entwickeln eine große Fürsorglichkeit, Verantwortlichkeit und selbstverständliche Hilfsbereitschaft, die sie auch später als Erwachsene auszeichnet. Leider sind sie damit auch anfällig für das Helfersyndrom, war das Helfen doch ihre gewohnte kindliche Rolle.

Erzählte Erinnerungen

Heimweh

Samantha gerät regelmäßig in den Zwiespalt, ob sie am Wochenende etwas mit ihren Freunden unternimmt oder ihre Mutter besuchen geht. Samantha ist 23 Jahre alt, beendet gerade ihr Sprachenstudium und wohnt in einer kleinen WG in der Großstadt. Ihre Eltern leben in der Nähe auf dem Land. Ihr Vater ist Deutscher und arbeitet in einem Sportfachgeschäft. Die Mutter hilft ab und zu in einem Landgasthof aus. Sie stammt aus Kenia. Der Vater hat sie dort beim Tauchurlaub kennengelernt. Sie haben sich verliebt, und der Vater nahm die Mutter mit nach Deutschland. Die Mutter hat unendliches Heimweh nach Kenia, und auch die Liebe kann dieses Heimweh nicht ausgleichen. In ihrem Dorf tut sich die Mutter auch schwer mit neuen Kontakten. Sie ist deswegen immer überglücklich, wenn Samantha, die auch sehr afrikanisch aussieht, sie besucht, mit ihr afrikanische Lieder singt und sich Mutters Geschichten aus Kenia anhört. »Ich kann doch die Mama nicht alleinlassen!«

Ich stelle mich vor die Mutter

Robert erinnert sich an mehrere Situationen, in denen er sich vor seine Mutter und die zwei kleinen Brüder stellte, wenn der Vater im Zorn und Alkoholrausch auf diese losging. Er hatte immer Angst, dass eines Tages etwas Schlimmes passieren könnte. Das erste Mal, das er in Erinnerung hat, war, als er zehn Jahre alt war. Später hat er am Wochenende oft still in seinem Zimmer gewartet, bis er den Schlüssel in der Haustür hörte, wenn der Vater aus der Kneipe heimkam. Er horchte, bis er sicher war, dass Vater auf dem Sofa im Wohnzimmer eingeschlafen war. Erst dann konnte er selbst beruhigt einschlafen, denn nun waren die Mutter und die beiden Kleinen nicht mehr in Gefahr. Welch ungeheure Verantwortung hat der Junge da auf sich genommen – auf sich nehmen müssen?

Fallbeispiel Elisabeth

Elisabeth, 38 Jahre alt, Krankenschwester, ist verheiratet und hat zwei Söhne im Alter von elf und 14 Jahren, die beide aufs Gymnasium gehen. Ihr Mann arbeitet in einer Bank und hat zum Glück meist regelmäßige Arbeitszeiten. So kann sie im Krankenhaus im Schichtdienst arbeiten. Oft fühlt Elisabeth sich damit aber total überlastet. Bei der Personalnot im Krankenhaus springt sie oft noch zusätzlich ein. Nebenher kümmert sie sich auch um ihre gehbehinderte alte Mutter, die nach Vaters Tod alleine im Nachbarort wohnt.

Nach einem Bandscheibenvorfall war Elisabeth ein paar Wochen in einer Rehaklinik. Dort wurde ihr bewusst, wie leicht sie sich mit allem übernimmt und dass sie lernen muss, mehr auf sich aufzupassen. Das führte sie zur Therapie. Sie berichtet, dass sie einfach helfen muss, wenn Not am Mann ist und sie so viel Elend sieht. Sie könne doch auch ihre alte Mutter nicht alleinlassen.

Elisabeth hat früh in ihrer Lebensgeschichte eine sorgende Rolle eingenommen. Ihre Mutter war aufgrund einer Kinderlähmung stark gehbehindert. Die Kinder mussten früh im Haushalt mithelfen. Der Vater war beruflich viel unterwegs. Er war Außendienstmitarbeiter in einer Versicherung, leider nicht sehr erfolgreich. Nach Aussage der Mutter war die Ehe eine Liebesheirat gewesen. Elisabeths großer Bruder zog sich früh aus der Familie heraus und besuchte ein Internat. Elisabeth hatte noch einen vier Jahre jüngeren Bruder, um den sie sich neben aller Hausarbeit zusätzlich viel kümmern musste, wenn die Mutter mal wieder eine depressive Phase hatte.

Therapie

Elisabeth hat eine interessante Spannbreite von Geschichten gewählt. Im Märchen *Sterntaler* geht das Waisenkind in die Welt hinaus und teilt alles, was es hat, mit anderen Bedürftigen. Zum Schluss hat es nur noch sein Hemdchen an. Doch es wird für seine Selbstlosigkeit belohnt. Die Sterne fallen als Goldtaler vom Himmel herab, direkt ins Hemdchen des Kindes! In diesem Bild zeigt sich die kindliche Sehnsucht nach Ausgleich, danach, endlich reich gesegnet zu werden. Im Kontrast dazu steht der Film *Winnetou* aus ihrer Pubertätszeit. Elisabeth identifiziert sich mit dem schönen edlen Winnetou. So wie er wollte sie immer sein, mit so einer stoischen Ruhe und Überlegenheit, die keinen Schmerz kennt und immer für das Gute kämpft. Das edle Verhalten ist eine deutliche Parallele. Im Film *Jenseits der Stille* aus Elisabeths Erwachsenenzeit kümmert sich ein Mädchen um seine taubstummen Eltern, für die es immer dolmetscht. Die Mutter stirbt und das Mädchen bricht von zu Hause aus. Sie sucht ihren eigenen Weg in der Musik. Zum Schluss bekommt sie die ersehnte Anerkennung des Vaters. Mit diesem Film hat Elisabeth eine gute Identifikationsfigur für sich und ihre Sehnsucht gefunden, schließlich doch frei zu sein und ihren eigenen Weg gehen zu können.

Zusammenfassung: Elisabeths Skriptglaubenssätze

- **Ich muss mich um Mama und den Bruder kümmern.**
- **Ich muss alles zusammenhalten.**
- **Ich muss schnell groß werden.**
- **Ich muss allein zurechtkommen.**
- **Meine Bedürfnisse sind nicht wichtig.**
- **Das Leben ist schwer.**
- **Schön ist es nur woanders.**

Ihre Skriptentscheidungen als Kind

- **Ich muss immer stark sein.**
- **Ich muss für Mama sorgen.**
- **Wenn ich groß bin, haue ich auch ab.**

Befolgte Antreiber

- **Sei stark.**
- **Beeil dich.**
- **Mach's recht.**
- **Sei perfekt.**

Ihre Kinderwünsche

- **Mama, spiel mit mir.**
- **Koch mal was Schönes, nur für mich allein!**
- **Papa, kümmere dich um Mama.**
- **Nehmt mich auf den Schoß und habt mich lieb.**
- **Lasst mich auch mal Quatsch machen.**
- **Lasst mich doch mal Freundinnen einladen.**

Elisabeth erkennt bei der Reflexion ihrer Lebensgeschichte und ihrer Skriptgeschichten sehr schnell ihr Muster, immer helfen zu müssen und stark zu sein. Durch die viele Anerkennung, die sie dafür von außen bekommt, wird dies noch verstärkt. Sie setzt sich nun mit der Frage und Entscheidung auseinander, ob sie sich zugunsten eigener Bedürfnisse etwas weniger um die Belange anderer kümmert. In kleinen Schritten probiert sie das auch aus. Damit das aber nicht nur ein »Etwas-besser-Zurechtkommen« wird, setzt sie sich noch einmal mit ihren Kindheitserfahrungen auseinander. Immer wieder frage ich sie nach ihren eigenen Bedürfnissen damals, denn ihr Fokus ist meist darauf gerichtet, was nötig oder was möglich war, aber nicht darauf, was sie wollte. Ich verleihe meinem Respekt Ausdruck, welche Leistung und welchen Verzicht sie als Kind vollbracht hat, und sie nimmt diese Anerkennung gerne an. Das öffnet bei ihr eine Tür. Sie gesteht sich ein, wie neidisch sie auf den großen Bruder war, der sich durch den Besuch des Internats einfach »aus dem Staub« gemacht habe. Sie bekommt Zugang zu ihrem Ärger darüber, dass ihre eigenen Bedürfnisse viel zu kurz gekommen sind und sie so schnell erwachsen werden musste. Sie nimmt sich vor, ein Stück Kindheit nachzuholen, denn sie hat eine Bekannte, mit der zusammen sie das gut könnte. Sie wird weiterhin immer wieder sich selbst überprüfen und entscheiden, wie viel sie sich »kümmern« will, wo es realitätsangemessen ihre Aufgabe ist und wo es für sie auch gut ist, sich abzugrenzen und die Verantwortung der anderen auch denen selbst zu überlassen.

Veränderungswege / therapeutische Strategien

Selbstwahrnehmung und Ich-Zustands-Analyse

Wenn Klienten erkennen, wie ihr Eltern-Ich und Kind-Ich in diesen Konflikten beteiligt sind, dass es oft ein Dilemma zwischen Wollen und Sollen ist, können sie leichter aus dem automatischen Reagieren aussteigen. Das kann ein erster Schritt auf der Verhaltensebene sein.

Enttrübung

Mit der Haltung, sich zu kümmern und zu helfen, sind sozial sehr geschätzte Verhaltensweisen verbunden, die viel Anerkennung und Zuwendung bringen. Auf diese Anerkennung müssen die Klienten zumindest teilweise verzichten, wenn sie etwas verändern und aus der Helferrolle aussteigen wollen.

Selbstannahme und Erlaubnisarbeit

Ganz ähnlich wie beim bereits behandelten Muster »Ich und meine Bedürfnisse sind nicht so wichtig« müssen die Klienten lernen, sich selbst wichtig zu nehmen und sich zu erlauben, sich auch gut abgrenzen zu dürfen. Vor allem wird es ungewohnt für sie sein, nicht immer stark zu sein, sondern sich auch schwach oder selbst bedürftig zu zeigen.

Neuentscheidung

Dazu braucht es meist eine neue Entscheidung auch auf der Kind-Ich-Ebene: »Ich bin auch o.k., wenn ich schwach bin, Angst habe, bedürftig bin, und werde dafür gemocht. Ich darf mir selbst auch Unterstützung holen.« Sich selbst Zuwendung und Fürsorge schenken zu lassen, ist für die Klienten ein großer Entwicklungsschritt.

Integration und Transformation

Wenn es diesen Klienten gelingt, ihr besonders ausgeprägtes Verantwortungsgefühl und ihre Hilfsbereitschaft reflektiert und bewusst einzusetzen, ohne dabei selbst zu kurz zu kommen oder sich selbst aufzugeben, dann haben sie eine große Ressource aus ihrer Lebensgeschichte gewonnen.

In vielen helfenden Berufen finden wir Menschen, die ein ähnliches Lebensskriptmuster aus ihrer Geschichte mitbringen. Für sie ist es wichtig, dies immer wieder zu reflektieren und zu überprüfen, um mit sich selbst gut umzugehen, Burnout vorzubeugen und um für ihre Klienten ein gutes Modell zu sein.

Anregungen zur Selbstreflexion

- Durfte ich als Kind genügend Kind sein, oder musste ich schnell erwachsen werden?
- Habe ich heute Gelegenheiten, wo mein Inneres Kind etwas nachholen kann?
- Wie stark neige ich dazu, mich für alles verantwortlich zu fühlen?
- Habe ich öfter das Gefühl, dass die anderen automatisch von mir erwarten, dass ich die Dinge regle?
- Neige ich dazu, mich auch ungefragt um die Probleme anderer zu kümmern?
- Bekomme ich leicht ein schlechtes Gewissen, wenn ich mich nicht genug um andere gekümmert habe?
- Finde ich eine gute Balance zwischen meinen Bedürfnissen und denen der anderen?

- Kann ich auch zulassen, dass andere sich um mich kümmern, mir fürsorglich etwas abnehmen? Oder mache ich lieber alles selbst?
- Darf ich Zuwendung und Liebe einfach auch als Geschenk annehmen, ohne etwas dafür tun zu müssen?

13 Keiner darf merken, was hier eigentlich los ist

Psychodynamik

Familien möchten nicht nur gerne ihre Privatsphäre bewahren – das ist ein gesundes Bedürfnis –, viele wollen auch nach außen gut dastehen, eine Vorzeigefamilie sein. Dann aber müssen Schwierigkeiten, Probleme und Streitigkeiten versteckt werden. »Was sollen denn die Nachbarn denken?« Es wird zum Tabu erklärt, etwas nach außen zu tragen, oft aus Scham. Viel schwieriger aber für die Persönlichkeitsentwicklung und den Selbstwert ist es, wenn Kinder auch intern, also innerhalb ihrer Familie, nicht wissen dürfen, was dort los ist. Sie nehmen wahr, wenn etwas nicht stimmt oder verborgen wird. Werden ihre Fragen nur beantwortet mit: »Frag nicht so viel« oder »Ist doch alles in Ordnung«, dann zweifeln sie u. U. mit der Zeit an ihrer eigenen Wahrnehmung. Stimmt das, was sie selbst wahrnehmen, oder das, was die Erwachsenen sagen? Bekommen sie viele widersprüchliche Antworten, führt das ebenso zu Verunsicherung und zum Zweifel an der eigenen Wahrnehmung und dem eigenen Denken. Wird zu viel Neugier gar mit Strafe bedroht, dann geben diese Kinder meistens auf und ziehen sich lieber in ein Schneckenhaus zurück. Die innere Verunsicherung bleibt aber, und zwar meist bis ins Erwachsenenalter. Dort zeigt sie sich häufig als Verwirrung, Ahnungslosigkeit, Naivität, Sich-dumm-Stellen oder Abschalten. Das alles geschieht zum Schutz des Systems.

Manchmal erfahren Kinder erst als Erwachsene, dass ihr Vater nicht ihr leiblicher Vater ist, dass sie durch Außenbeziehungen noch Halbgeschwister haben oder dass sie adoptiert wurden. Dies sind Familiengeheimnisse, die sich unmittelbar auf ihr Identitätsgefühl auswirken und oft auch im Nachhinein Vertrauen erschüttern können.

Es können aber auch Geheimnisse sein, die andere Familienangehörige betreffen, die aber dennoch im Untergrund eine Rolle spielen. Zu diesem letzten Aspekt gibt es weitere Ausführungen im nächsten Kapitel.

Die sich daraus ergebende Schwierigkeit für Erwachsene ist, dass sie einerseits wenig Vertrauen in ihr eigenes Denken und die eigene Wahrnehmungsfähigkeit haben, andererseits anderen Menschen gegenüber immer leicht misstrauisch sind. Oder sie stecken als Abwehrstrategie am liebsten den Kopf in den Sand, um damit keine Verantwortung für sich und ihr Leben übernehmen zu müssen.

Erzählte Erinnerungen

Klärungsrunden

Carina erzählt, dass sie als Kind öfter zur Tante im Nachbardorf gegeben wurde, um bei dieser einige Tage zu verbringen, weil die Eltern wieder eine »Klärungsrunde« hatten. Die Tante, Schwester der Mutter, hatte keine eigenen Kinder, aber es gab in der Nachbarschaft ein paar Jungen zum Spielen. In den Ferien musste Carina öfter zwei bis drei Wochen dort verbringen. Da sie Einzelkind war, fand sie wenigstens die Spielkameraden dort anziehend.

Carina kann nicht sagen, was »Klärungsrunden« waren. Sie erinnert sich nur, dass es meist Spannungen gab, wenn der Vater nach seinen vielen geschäftlichen Reisen wieder mal ein paar Tage daheim war, und dass ihre Eltern oft hinter verschlossener Tür miteinander redeten. Manchmal wurde der Vater auch laut und die Mutter weinte. Dann wurde sie zur Tante geschickt, und wenn sie nach ein paar Tagen wieder nach Hause kam, schien alles wieder in Ordnung. Carina war nie auf die Idee gekommen, zu fragen, was denn los sei, was »Klärungsrunden« sind. Das war damals irgendwie tabu.

Erst viele Jahre später, als Carina von einer Freundin erfährt, dass ihr Ehemann Heimlichkeiten mit einer Kollegin habe, fängt sie an zu fragen, was denn los sei. Jetzt gibt sie sich nicht mehr mit Antworten zufrieden wie »Ist doch alles in Ordnung« oder »Das geht dich nichts an«. Sie befragt auch ihre Mutter, warum sie öfter fortgeschickt worden sei. Die für sie typische Antwort kommt: »Lass doch die alten Sachen ruhen.« Die Mutter will darüber nicht sprechen. Erst später erfährt Carina aus dem Nachlass des Vaters, dass dieser auf seinen Geschäftsreisen Schulden in Spielcasinos machte und auch Liebschaften hatte. Ihre Mutter will ihr das Heile-Welt-Bild erhalten und deshalb nicht darüber sprechen.

Kein Kinderbesuch

Tamara, verheiratet, drei Kinder, freut sich immer sehr, wenn ihre Kinder Freunde einladen und es nach der Schule beim Mittagstisch laut und fröhlich zugeht. Sie genießt es und holt dabei etwas nach, was sie früher schmerzlich vermisst hat. Als sie Kind war, war sie immer gerne mit anderen Kindern zusammen, auch zu Besuch in deren Familien. Sie lud die Kinder jedoch nie zu sich nach Hause ein. Und wenn die fragten, ob sie zum Spielen nicht auch mal mit zu ihr gehen könnten, hatte sie immer Ausreden. Sie befürchtete, dass die Mutter wieder mal vergessen haben könnte, das Mittagessen vorzubereiten, oder vielleicht betrunken im Wohnzimmer auf der Couch lag. Keiner durfte das mitkriegen. Tamara schämte sich zu sehr. Und der Vater hatte auch immer gesagt, wie es zu Hause aussehe, gehe draußen niemanden etwas an. Er hatte eine gute Stelle und war öffentlich bekannt. Tamara räumte auch öfter die Weinflaschen der Mutter weg, bevor der Vater nach Hause kam. Nach und nach wurde sie ein sehr stilles Kind. Zum Glück fand sie in der Therapie und in einer Selbsthilfegruppe für Kinder von Alkoholkranken gute Unterstützung und traute sich, über ihre Erfahrungen zu sprechen.

Fallbeispiel Rita

Rita leidet sehr darunter, dass sie keine Beziehung hat und diesbezügliche Versuche immer scheitern. Und sie versteht nicht, warum in ihrem Leben auch sonst nichts wirklich klappt. Sie bekommt immer wieder Jobs als Verkäuferin, ist aber selten wirklich zufrieden und fühlt sich manchmal auch gemobbt. Vorsorglich wechselt sie dann lieber gleich die Stelle. »Keine Ahnung, was da bei mir los ist. Ich weiß nicht, was ich verkehrt mache!«

Rita ist die älteste Tochter, nach ihr kam ein kleiner Bruder, der aber kurz nach der Geburt starb. Sechs Jahre später kam noch eine Schwester. Rita mochte diese Schwester nicht, denn die Mutter bevorzugte sie sehr. Der Vater mochte die Kleine auch nicht, und es gab ihretwegen öfter Streit. Rita verstand das alles nicht. Ihr Vater arbeitete beim Militär, die Mutter hatte Gelegenheitsjobs als Bedienung. Wenn der Vater Schichtdienst hatte, war Rita öfter bei der Oma väterlicherseits. Die Oma war manchmal komisch, und Rita wusste nie, ob es stimmte, was die so alles erzählte. Oma mochte Ritas Mutter nicht und sagte zum Beispiel, sie sei eine »Hure« und Ritas Vater sei gar nicht ihr Vater. Als Rita ihre Mutter danach fragte, bestritt diese das. Die Mutter meinte, dass die Oma viel Unsinn erzähle. Oma sei ja selbst nicht ganz klar im Kopf. Sie sei im Krieg mehrmals von Russen vergewaltigt worden, und das Produkt einer dieser Soldatenvergewaltigungen sei Ritas Vater. »Das geht dich aber alles nichts an, und jetzt frag halt einfach nicht mehr nach!« Das war Mutters letzter Satz, und danach gab sie auf Ritas Fragen dazu nie mehr eine Antwort.

Eines Tages hörte Rita, wie die Eltern im Schlafzimmer stritten und der Vater sagte, die Mutter könne froh sein, dass er die jüngste Tochter als seine ausgegeben habe und dass sie ihm dafür etwas schuldig sei. Jetzt verstand Rita gar nichts mehr. Da beschloss sie, auch nichts mehr wissen zu wollen, bevor sie den Boden unter den Füßen ganz verlieren würde.

Die bohrende Ungewissheit und die Frage nach ihrer eigenen Identität ließen sie jedoch nie ganz los, und ihre nicht glückenden Beziehungen führten Rita schließlich zur Therapie.

Therapie

Während Rita über ihre Familiengeschichte spricht, verheddert sie sich oft, verbessert sich und benutzt immer wieder den Nebensatz: »oder so ähnlich, keine Ahnung, wie das wirklich war«. Merkwürdig ist, dass ich beim Zuhören auch immer wieder sortieren muss, wer denn über wen etwas Negatives gesagt hat oder welches Gerücht nun stimmt oder nicht. Ich erlebe, parallel zu Rita, die familiären Verwirrungen, von denen keiner etwas bemerken sollte. Diese Parallelprozesse, in denen ich als Therapeutin Ähnliches erlebe wie der Klient, sind typische Phänomene bei diesem Skriptmuster. Geheimnisse sollen geheim bleiben, sonst könnte etwas Schlimmes passieren – so erleben es die Klienten.

Als Skriptgeschichte nennt Rita das Märchen *Aschenputtel.* Sie identifiziert sich mit Aschenputtel, die zusehen muss, wie ihre Stiefschwestern alle Zuwendung der Stiefmutter bekommen. Ihren Wunsch nach einem erlösenden Prinzen muss sie heimlich befriedigen und ihre Identität muss erst einmal geheim bleiben. Ihre zweite ausgesuchte Geschichte ist das Märchen *König Blaubart.* Einem reichen Mann (mit blauem Bart) schreibt man dunkle Machenschaften zu, die sich in seinem Haus verbergen. Es gelingt ihm, die schöne Nachbarstochter zu heiraten. Als er mal verreisen muss, gibt er ihr alle Schlüssel zu seinem Haus, aber er warnt sie, den kleinen Schlüssel zu einem speziellen Zimmer ja nie zu benutzen.

Kaum ist er fort, kann sie ihre Neugierde nicht bezähmen und öffnet die geheime Kammer. Voll Schreck sieht sie dort eine Wanne voller Blut mit abgetrennten Körperteilen: seine früheren Ehefrauen. An das Ende der Geschichte kann Rita sich nicht erinnern. Für sie endet sie mit der grausigen Entdeckung des Geheimnisses. »Ich weiß gar nicht, ob ich wirklich wissen will, was in meiner Familie alles los ist«, sagt sie.

Zusammenfassung: Ritas Skriptglaubenssätze

- **Keiner darf wissen, was hier los ist.**
- **Ich darf nicht fragen.**
- **Ich weiß nie, was stimmt.**
- **Ich bin allein und keiner versteht mich.**

Ihre Skriptentscheidungen als Kind

- **Besser, ich frag nicht mehr.**
- **Ich muss alles mit mir allein ausmachen.**
- **Besser ist, ich glaub keinem mehr.**

Befolgte Antreiber

- **Sei vorsichtig.**
- **Sei stark.**

Ihre Kinderwünsche

- **Redet doch mit mir.**
- **Sagt mir, was hier los ist.**
- **Erklärt mir die Welt.**
- **Helft mir, das alles zu verstehen.**
- **Sagt mir, dass ich euer Kind bin und ihr mich liebt.**

In der Therapie mit Rita sind drei Bereiche zentral: Will sie wirklich wissen, was los ist – nicht nur früher in ihrer Herkunftsfamilie, sondern auch heute in ihrem Leben und mit ihren Beziehungen? Dabei geht es nicht darum, dass sie alle Familiengeheimnisse und Ungereimtheiten von Eltern und Großeltern aufklärt. Manche der Geheimnisse der Eltern gehen sie auch nichts an. Aber was ihre Identität betrifft, wer ihr leiblicher Vater ist, wer ihre Geschwister oder Halbgeschwister sind, das sind wichtige Fragen für sie. Rita entscheidet sich fürs Wissen-Wollen und überlegt sorgsam, wen und wie sie fragen will. Die wichtigste Frage für sie ist, wer ihr leiblicher Vater ist. Sie entscheidet sich, erst einmal eine Schwester ihrer Mutter zu befragen, die immer etwas außen vor war und das Ganze daher vielleicht neutraler sieht. Bei ihrer Mutter sieht sie im Moment keine Chance, und sie hat auch noch zu viel Ärger auf sie in sich. Welche offenen Themen sie aus ihrer Kindheit sonst noch zu bearbeiten hat – verdrängte Angst, Wut oder Schmerz –, bleibt im Moment noch offen.

Der zweite Bereich wird sein: Wie werden die Informationen, die Rita möglicherweise bekommt, ihr Selbstbild verändern? Und wie kann sie unabhängig davon für sich ihre Identität finden, trotz möglicher unklarer Wurzeln?

Und drittens geht es für Rita auch um die Auswirkungen ihrer familiären Umstände auf sie heute: Wie kann sie neu lernen, gute Beziehungen zu gestalten, Vertrauen in Freundschaften und in einen

Partner zu gewinnen? Denn das war ja die Ausgangslage, die sie zur Therapie geführt hat. Das sind dann Probleme, die in vorherigen Kapiteln schon besprochen wurden, wie zum Beispiel: Ich bin nicht wichtig; Nähe gibt es für mich nicht; War ich überhaupt gewollt? etc. Deshalb führe ich diese Veränderungsprozesse bei Rita hier nicht weiter aus.

Veränderungswege / therapeutische Strategien

Wahrnehmungsfähigkeit und Bewusstheit fördern

Es geht um die grundsätzliche Frage, ob Klienten bereit sind, auch Unangenehmes, Belastendes, Schmerzhaftes oder Beschämendes wahrzunehmen und zu erfahren, also nicht nur das Vorzeigbare, Oberflächliche oder Schöne. Der Gewinn kann sein, dass sie ihren Wahrnehmungen wieder vertrauen lernen, wenn sie diese überprüfen und nicht mehr wegsehen. Dies ist eine wichtige Entscheidung, die Klienten für sich treffen müssen, bevor wir in der Therapie mit aufdeckender Arbeit beginnen können.

Enttrübung und Erwachsenen-Ich-Stärkung

Wenn Klienten herausfinden konnten, was in ihren Familien los war, das sie selbst als Kind nicht merken sollten, dann sind sie manchmal zuerst geschockt oder schämen sich für ihre Familie. Aber meist sind sie auch erleichtert, weil die dubiose dunkle Wolke verschwunden ist bzw. das Geheimnis jetzt einen Namen hat. Und sie sind erleichtert, weil sie merken, dass ihre Wahrnehmung früher doch zutreffend war und sie auch heute ihrer Intuition trauen dürfen.

Neuentscheidung und Abnabelung

Oft führt das zu einem neuen Selbstbild mit einer Entscheidung für die eigene Identität mit ihren heutigen Eigenschaften und Stärken. Die Klienten können die Verantwortung für die damaligen Geheimnisse und Probleme bei den Eltern lassen und sich nun um ihr eigenes Leben im Hier und Jetzt kümmern.

Anregungen zur Selbstreflexion

- Wurde in meiner Herkunftsfamilie vieles unter den Teppich gekehrt?
- Will ich manchmal nicht wissen, was los ist, um mich nicht zu belasten?
- Kann ich mir eingestehen, in einer nicht-intakten Familie aufgewachsen zu sein?
- Wo sind Geheimnisse gut und wo können sie eine Last oder Bremse sein?
- Gibt es Fragen zu meiner Lebensgeschichte oder der meiner Herkunftsfamilie, auf die ich noch immer eine Antwort suche?
- Kann ich Vergangenes auch ruhen lassen und loslassen, ohne immer wieder darüber nachgrübeln zu müssen?
- Wie sehr mache ich mein Glück heute davon abhängig, alles wissen zu müssen, was einmal in der Familie war?
- Inwieweit dürfen andere mitbekommen, was bei mir los ist?

14 Transgenerationale Skriptmuster und Episkript

Lebenspläne entstehen nicht nur aufgrund der jeweiligen Eltern-Kind-Beziehung, sondern können ebenso als *familiäre* oder *kulturelle Muster* weitergegeben werden. Zum Beispiel können sich typische Frauenrollen in einer Familie im Skript niederschlagen: »Unsere Bedürfnisse sind nicht so wichtig, Hauptsache, es geht dem Mann und den Kindern gut.« Oder es wird von den Müttern an die Töchter weitergegeben: »Studieren musst du nicht, du wirst ja eh heiraten und Kinder kriegen«, oder: »Lern ja was Gescheites, dann bist du unabhängig von einem Mann.« Ein typisch männliches Muster in Familien kann sein, die Rolle des Starken einzunehmen und also keine Angst haben zu dürfen. In manchen Familien haben die Männer immer Affären, wie vom Vorbild gelernt, oder sind beruflich immer Versager. Es gibt viele Beispiele solcher familiärer Muster, von Generation zu Generation weitervermittelt. In unseren Skriptanalyse-Seminaren zeigt sich häufig, dass Klienten Skriptgeschichten wählen, die sie faszinieren, die aber nicht nur etwas von ihrem eigenen Leben widerspiegeln, sondern – für sie überraschend – genau die passende Geschichte des Vaters oder der Mutter wären.

Davon zu unterscheiden sind andere Formen von transgenerationalen Skriptmustern, die in der Transaktionsanalyse *Episkript* genannt werden. Nach Fanita English[61] besagt ein Episkript, dass jemand ungelöste Probleme unbewusst weiterreicht, in dem magischen Glauben, diese dann los zu sein, damit eine andere Person sie dann stellvertretend löst. Ein Kind, ein Enkel oder andere Nachkommen nehmen die weitergegebene »heiße Kartoffel« auf. Das Lebensskript entsteht hier also nicht nur aus der unmittelbar prägenden Eltern-Kind-Beziehung, sondern die Quelle liegt im erweiterten Familiensystem. In der Systemischen Familientherapie spricht man von *Delegation.*[62] Episkripte zeigen sich besonders deutlich in der systemischen Arbeit der Familienaufstellungen.[63] So übernehmen Kinder manchmal auf unerklärliche Art ein ungelöstes Problem, eine alte Schuld aus der Familie, oft auch aus vorherigen Generationen, um dieses Problem für die Sippe zu lösen. Manche Kinder versuchen auch, das Leben eines Verstorbenen oder Ausgestoßenen weiterzuleben und zu vollenden. Als Erwachsene haben diese Menschen oft das Gefühl, irgendwie nicht wirklich sie selbst zu sein, wie fremdgesteuert zu leben, eine bestimmte Aufgabe erfüllen zu müssen (meist ohne genau zu wissen, welche), etwas wiedergutmachen oder andere retten oder rächen zu müssen. Weitergereicht werden unter anderem Schuld, unerwünschte Gefühle wie Ängste und Zorn, Lasten, Depressionen, Krankheiten, Erfolglosigkeit, Außenseitertum, Rache und suizidale Tendenzen.

Beispiel: Gerechtigkeit

Hermann, von Beruf Staatsanwalt, arbeitete bis zum Burnout, weil er ein fanatischer Gerechtigkeitskämpfer war. Es war ihm nicht möglich, ungeklärte Fälle ruhen zu lassen, wenn er ins Wochenende oder in Urlaub ging. So rieb er sich auf und arbeitete sich ab bis fast zum Zusammenbruch. Er konnte sich selbst nicht erklären, was ihn so heftig antrieb. Bei der Erforschung seiner Lebens- und Familiengeschichte vor allem im Hinblick auf den Aspekt »Gerechtigkeit« stellte sich heraus, dass sein Urgroßvater zwei Jahre lang unschuldig im Gefängnis gesessen hatte, bevor er wieder freikam. Diese Erkenntnis elektrisiert Hermann. Er kannte seinen Urgroßvater nicht, aber manchmal hat sein Vater von ihm erzählt.

Hermann muss als Kind beschlossen haben: »Das darf nie wieder passieren!« Dieser Satz ist ihm auch absolut vertraut. »Das ist mein Satz«, sagt er. Hermann spürt dabei Mitgefühl und Traurigkeit für seinen Uropa und gleichzeitig Zorn auf die damaligen Richter.

In einem imaginierten Gespräch mit seinem Urgroßvater kann Hermann sein Mitgefühl ausdrücken und sich gleichzeitig neu entscheiden, dass er dessen erlebtes Unrecht nicht ausgleichen muss. Er fühlt sich erleichtert und entlastet und kann nun in einem selbst gewählten und verantwortungsbewussten Maß arbeiten. Gleichzeitig kann er seinen Sinn für Gerechtigkeit als eine verantwortungsbewusste Haltung beibehalten und nutzen. Aber er führt jetzt nicht mehr zur Selbstausbeutung.

Beispiel: Die Ehre zurückholen

Hilde ist unglücklich in ihrer Ehe und steht kurz vor der Scheidung. Sie hat keine Kinder. Sexualität hat sie schon bald nicht mehr gewollt. Eigentlich wollte sie immer ins Kloster gehen, schon als junges Mädchen. Und jetzt ärgert sie sich, dass sie es nicht getan hat. Mit heute 35 Jahren überlegt sie, ob sie das jetzt nachholen soll. Sie ist katholisch aufgewachsen und hat bis heute einen sehr kindlichen Glauben.

In ihrer Herkunftsfamilie galt Sex immer als etwas Unanständiges. Hildes Uroma wurde als junges Mädchen vom Dorfarzt missbraucht und durfte zur Strafe sonntags nicht mehr in die Kirche, sondern musste draußen warten, von den Dorfbewohnern verachtet. Hilde fühlt sich ihrer Uroma sehr verbunden und betet jeden Sonntag für sie. Sie wollte immer schon »die Ehre zurückholen«. Schon als Kind hat sie deshalb viel für die Uroma gebetet und gehofft, dass sie durch ihre eigene Keuschheit die Schande wieder ausgleichen kann.

Im Kulturgut finden sich Geschichten, die derjenigen Hildes ähneln und ein Episkript beinhalten. In der Oper *Turandot* von Giacomo Puccini zum Beispiel spürt die chinesische Prinzessin Turandot die Seele ihrer Ahnin in sich. Die Ahnin Luoling wurde von Tartaren geraubt, misshandelt und getötet. Turandot will deshalb unberührt bleiben und sich für sie rächen, indem sie sich jedem Mann, der sich ihr nähert, verweigert und ihn töten lässt, wenn er nicht drei Rätsel lösen kann.

Beispiel: Kriegstrauma

Bernd berichtet über diffuse linksseitige Nerven- und Kopfschmerzen, für die bislang keine medizinische Ursache gefunden werden konnte. Sein Vater litt unter den gleichen Schmerzzuständen, seit er aus dem Krieg an der Ostfront zurückgekommen war. Seit jener Zeit war der Vater auch schwermütig und manchmal sehr jähzornig und unbeherrscht. Auffällig war, dass bei beiden die linke Seite des Kopfes vom Schmerz betroffen war bzw. ist. Bernds Großvater war in französischer Gefangenschaft elend gestorben. Der Vater hat nie über seine Kriegserlebnisse gesprochen. Bernd hatte als Junge nur immer sehr viel Mitleid mit ihm. Nach dem Tod des Vaters fand Bernd in dessen Kriegstagebüchern Notizen aus der Zeit an der Front. In der letzten Eintragung beklagte sein Vater den Verlust seines Freundes, der linksseitig angeschossen worden war und noch im Schützengraben starb. Der letzte Satz des Vaters im Tagebuch war »Ich ertrage das Leid nicht mehr!« Während seines letzten Jahres an der Front hat der Vater nichts mehr geschrieben.

Bernd ist erschüttert über die Notizen seines Vaters und hat plötzlich Gewissheit über seine eigenen Gedanken als Kind: »Ich will dem Papa sein Leid abnehmen.« Mit der nachfolgenden Loslösung von seinem Episkript lassen seine Schmerzzustände allmählich nach, und er trauert sehr darüber, dass er so wenige fröhliche Stunden mit seinem Vater erleben konnte.

Auswirkungen der Kriegszeit auf das Lebensskript der nachfolgenden Generationen

Transgenerationale Lebensskriptmuster beinhalten auch Auswirkungen der Kriegs- und Nachkriegszeit. Viele Autoren haben sich schon mit diesem Thema befasst.[64] Aufgrund des unendlichen Leides und der Scham, mit denen die Kriegsgenerationen konfrontiert waren, gab es Jahrzehnte des Nicht-mehr-daran-denken-Wollens. So scheint es in manchen Familien erst heute, mit der Kinder- und Enkelgeneration, möglich zu sein, die emotionalen Folgelasten anzuschauen und zu erkennen, wie viel davon wir noch mit uns herumschleppen. In der Bearbeitung des eigenen unbewussten Lebensplans ist dieser Anteil mit zu berücksichtigen.

Typische *Skriptthemen* können hier sein:

- **Thema: Heimatlosigkeit, keine Wurzeln haben, immer umziehen, sich überall fremd fühlen, seinen Platz nicht finden können.** Hintergrund bei den Kriegsgenerationen: Vertreibung, Flucht, Nicht-Dazugehören in den Flüchtlingslagern, Kinderlandverschickung u. v. m.

- **Thema: großes Sicherheitsstreben, Angst vor Not, Sammeln und Horten (»Das kann man ja vielleicht noch brauchen«, »Früher wären wir froh gewesen, wenn wir sowas gehabt hätten«), sich etwas Sicheres schaffen, zum Beispiel ein Eigenheim.** Hintergründe: durch Krieg den Besitz verloren, viel Not und Hunger erlebt.

- **Thema: Haltlosigkeit und (moralisches) Ungebunden-Sein.** Hintergründe: Kinder in den Kriegswirren hatten zum Teil keine Schule, konnten herumstromern, aus der Not heraus wichtige Dinge »organisieren« (heute würden wir dazu »stehlen« sagen). Die Mütter tolerierten das Stehlen der Kinder, weil sie froh waren, etwas zu essen zu bekommen.

- **Thema: kein Platz für eigene Bedürfnisse und Selbstverwirklichung.** Hintergründe: In der Nachkriegszeit galt alles dem Überleben, dem Durchhalten in der Not und dem Wiederaufbau: »Ärmel hochkrempeln und anfassen.« Leistung und Arbeit gingen vor. Vergnügen und Spaß hatten da keinen Platz (siehe auch das Skriptmuster »Freude und Glück gibt es für mich nicht«).

- **Thema: kein Platz für Gefühle.** Hintergründe: Die Väter, die aus dem Krieg heimkamen, sprachen kaum oder gar nicht über das, was sie erlebt hatten, und über ihre Gefühle. Alle waren froh, dass das Grausame vorbei war. Die Mütter mussten meist auch »stark« sein, daheim »ihren Mann stehen« und alles alleine bewältigen. Da blieb kaum Raum für Trauer, Ohnmacht, Angst, Verzweiflung und Wut.

- **Thema: Schuld, sich schuldig fühlen, das eigene Leid zählt nicht im Vergleich zu dem großen Leid der vielen anderen.**
  Hintergründe: Frage nach Mitläufern und Tätern in der Familie. Hat sich jemand schuldig gemacht, wurde weggeschaut? Sich generell als Deutsche/r schuldig fühlen (Kollektivschuld).

Dies sind nur ein paar zentrale Aspekte, die sich in Lebensskriptmustern niederschlagen können. Interessierte Leser seien auf die weiterführende Literatur dazu verwiesen.

Veränderungswege / therapeutische Strategien

In der Erinnerung und Reflexion der eigenen Familien- und Lebensgeschichte können wir sehen, wo unsere Wurzeln sind, was unsere Vorfahren zu bewältigen hatten und was möglicherweise noch unerledigt, unbetrauert, unbefriedet und ungewürdigt ist. Es gibt Klarheit, wenn wir erkennen, welche möglichen Auswirkungen wir zu tragen haben, im Guten wie im Schlechten. Schuld vererbt sich nicht, wir können aber mit an den Folgen tragen oder leiden. Es ist für die Therapie dieser »Altlasten« wichtig, aus der Familie übernommenes Leid und Schuld loszulassen, es den vorherigen Generationen zurückzugeben. Erst wenn übernommene Schuld oder Verantwortung den betreffenden Personen/Ahnen – symbolisch – zurückgegeben wird, sind Befreiung und Heilung möglich.

Für die nachfolgenden Generationen, also uns, ist es wichtig, jetzt, in der Gegenwart, zu leben, allerdings ohne die Vergangenheit zu leugnen. Das Wissen und der Austausch über die Vergangenheit sind wichtig, um aus dem Geschehenen zu lernen. Dabei wird es immer wieder um einen Ausgleich gehen zwischen sich einmischen, für Frieden kämpfen, sich selbst leben und auf das eigene Glück schauen.

Anregungen zur Selbstreflexion

- Habe ich manchmal das Gefühl, nicht mein eigenes Leben zu leben, sondern das von jemand anderem?
- Denke ich manchmal, ich müsste jemand anderen erlösen oder von einer Schuld befreien?
- Muss ich im Leben etwas als Ausgleich schaffen, weil meine Eltern es nicht geschafft haben?
- Wie gut kann ich Mitgefühl mit meinen Angehörigen haben, ohne mich dadurch selbst unglücklich zu machen?
- Kann ich mich gut vom Schicksal meiner Ahnen abgrenzen, ohne sie abzuwerten oder zu verdrängen?
- Kann ich auch sehen, welche Lebenserfahrung und welche Stärken ich durch meine Ursprungsfamilie mitbekommen habe?

Übersicht: Skriptglaubenssätze und Skriptentscheidungen

In der folgenden Übersicht sind die Skriptmuster thematisch geordnet und enthalten verschiedene Varianten von kindlichen Formulierungen, wie sie im Lebensplan zu finden sind.

1. *Ich bin nicht so wichtig.*

- **Die anderen kommen immer zuerst.**
- **Ich muss immer schauen, dass es XY oder dass es allen gut geht.**
- **Ich muss tun, was die von mir erwarten.**
- **Ich darf nicht auffallen.**
- **Meine Bedürfnisse zählen nicht.**

2. *So, wie ich bin, bin ich nicht o. k.*

- **Ich hätte kein Mädchen bzw. kein Junge sein sollen.**
- **Ich bin nicht normal, mit mir stimmt was nicht.**
- **Ich bin nicht gesund, ich bin hässlich.**
- **Mit meinem Körper stimmt was nicht.**
- **Besser, ich zeige mich nicht.**
- **Ich bin was Besonderes, aber keiner merkt es!**

3. *Ich glaub, ich bin zu blöd.*

- **Ich bin nicht gut genug.**
- **Ich kapier es nicht.**
- **Ich bin nie klug genug.**

- Am besten, ich frage nichts, damit keiner merkt, wie blöd ich bin.
- Ich muss mich besonders anstrengen, vielleicht bin ich dann gut.
- Wenn ich groß bin, werde ich denen zeigen, wie klug ich sein kann.

4. Ich darf nicht (zu) erfolgreich sein.

- Ich soll schön bescheiden bleiben.
- Ich darf nicht besser sein als Mama/Papa/die Geschwister.
- Wenn ich besser bin, darf ich nicht mehr dazugehören.
- Lieber mach ich gar nichts, dann kann es auch nicht schiefgehen.

5. Freude und Glück gibt es für mich nicht.

- Ich darf nicht glücklich sein.
- Ich darf mich nicht zu sehr freuen, nicht genießen.
- Ich darf nicht glücklicher sein als …
- Man muss für alles zahlen.
- Das dicke Ende kommt noch, deshalb freu ich mich lieber erst gar nicht.

6. Gefühle sind nicht wichtig.

- Gefühle sind chaotisch und stören.
- Ich darf nicht wütend sein.
- Ich darf nicht traurig sein.
- Ich darf keine Angst haben.
- Gefühle sind gefährlich.
- Gefühle machen mir Angst.
- Besser, ich zeig keine Gefühle.
- Besser, ich fühl nicht so viel.

7a. Liebe und Nähe gibt es für mich nicht.

- Nähe gibt es für mich nicht.
- Ich bin nicht liebenswert, keiner mag mich.
- Ich bin allein, keiner versteht mich.
- Ich muss mit allem alleine zurechtkommen.
- Hoffentlich kommt jemand und erlöst mich.

7b. Ich gehör nicht dazu …

- … weil ich anders bin oder was Besonderes.
- Ich kann mich nur auf mich selbst verlassen.

8. Nähe ist bedrohlich.

- Nähe engt mich ein.
- Nähe ist gefährlich.
- Am besten, ich lasse niemanden an mich heran.

9. Eigentlich hätte es mich nicht geben sollen.

- Ich bin nicht erwünscht.
- Ich stör' hier nur, ich bin lästig.
- Besser, ich wäre nicht da.
- Am besten, ich verzieh mich.
- Damit ich da sein darf, muss ich mich besonders nützlich machen.
- Wenn ich gar nichts brauche, dann darf ich vielleicht da sein.

10. Ich bin böse, aber das darf keiner merken.

- Keiner darf merken, wie ich wirklich bin.
- Deshalb muss ich immer lieb und gut sein.

11. Ich bin schuld.

- Ich bin schuld, wenn's anderen schlecht geht.
- Ich bin an allem schuld.
- Ich bin mal wieder schuld, auch wenn ich gar nicht weiß, an was.

12a. Ich muss stark sein und mich kümmern.

- Ich muss mich immer um die Mama oder … kümmern.
- Ich muss Mama/Papa glücklich machen.
- Ich soll/will möglichst schnell erwachsen werden.
- Ich muss immer vernünftig sein.
- Ich darf nicht Kind sein, Spielen ist nicht erwünscht.

12b. Ich soll nicht erwachsen werden.

- Ich soll immer Papas/Mamas Kind bleiben.
- Ich darf nicht selbstständig oder unabhängig werden.
- Ich darf die Eltern/Familie nicht verlassen.
- Ich muss die Eltern glücklich machen.

13. Ich darf nicht merken, was hier los ist.

- Irgendwas stimmt hier nicht.
- Keiner darf merken, was hier los ist.
- Ich darf meiner Wahrnehmung nicht trauen.
- Am besten, ich frag auch nichts und guck nicht hin.

14. Transgenerationale Skriptmuster – Episkript

- Ich darf nicht ich sein.
- Ich muss XY retten.
- Ich muss XY rächen.
- Ich muss XY sühnen.
- Ich muss das Leben von XY fortsetzen.
- Ich muss das Leben von XY zu einer Lösung bringen.

Skriptglaubenssätze über die Welt und das Leben

- Die Welt ist ein Jammertal.
- Das Leben ist hart und schwer.
- Man bekommt nichts geschenkt.
- Es geht nie gut aus.
- Alles hat einen Haken.
- Man kann sich auf nichts verlassen.
- Man kann sowieso nichts ändern.
- Alles ist Scheiße.
- Männer / Frauen haben es besser.
- Woanders ist es immer besser.

Und viele weitere.

Ausblick

»Auf einen kurzen Nenner gebracht, beantwortet das Skript die Frage: Was tut ein Mensch wie ich in dieser Welt mit Leuten wie dir?«[65]

Ich hoffe, Sie haben beim Lesen für sich spannende Entdeckungen machen können und Anregungen zum Wachsen und Aufblühen bekommen.

Die Fragmente der eigenen Lebensgeschichte und damit der eigenen Persönlichkeit wertschätzend annehmen und zusammensetzen: So kann der Blick auf sich selbst liebevoller werden, gespiegelt durch anteilnehmende Menschen. So kann Integration entstehen, und der Mensch kann sich in seiner Ganzheit erkennen und annehmen. Das Erzählen und Mit-Teilen der eigenen Erfahrungen ist dabei wesentlicher Bestandteil. Erst im liebenden Blick eines nicht urteilenden zuhörenden Gegenübers kann sich der Mensch selbst erkennen.

Wir können uns selbst nur lieben, wenn wir bereit sind, uns auch lieben zu lassen.

In meiner Arbeit mit Klienten und Ausbildungskandidaten erlebe ich, wie dieses achtsame und wertschätzende Annehmen der Klienten mit all ihren Sorgen, Widersprüchlichkeiten und dunklen Seiten bei ihnen etwas verändert: Die Krusten der seelischen Wunden werden weicher, Mitgefühl mit sich selbst und anderen und auch Liebe können wieder fließen. So kann das zarte Pflänzchen »Ich« oder »Selbst« neu wachsen und sich entfalten.

Natürlich sind mir beim Beschreiben der einzelnen Lebensskriptmuster immer wieder auch meine eigenen Muster bewusst geworden und haben viele Erinnerungen und Gefühle geweckt. Einigen von Ihnen mag es ebenso gegangen sein. Ich bin dankbar, dass ich auf meinem Lebensweg neben den Herausforderungen auch viele wertvolle Begegnungen hatte und habe, die mir halfen, zu mir selbst zu finden und meinen eigenen Weg zu gehen. Ich kann liebevoll zurückblicken auf das Mädchen, das ich war, und darauf, wie ich damals neben den glücklichen Momenten auch mit allen meinen Kümmernissen und seelischen Schmerzen kreativ umgegangen bin. Ich verstehe auch für mich, wie hilfreich mein eigener unbewusster Lebensplan war, um innere Not zu besänftigen. Heute kann ich meist wohlwollend lächeln (und manchmal auch noch ärgerlich werden), wenn meine damaligen Muster mich auch gegenwärtig immer wieder mal verleiten wollen, aus Angst vor Konflikten oder Ablehnung auf mich und mein Wesen zu verzichten.

Ich wünsche allen Lesern und Leserinnen, durch Erkennen sowie achtsames und liebevolles Annehmen der eigenen Lebensgeschichte ganz zu sich zu finden. Es lohnt sich, seinem unbewussten Lebensplan auf die Spur zu kommen. Der Erkenntnisprozess lässt uns ganz werden, und die Wachstumsschmerzen, die dabei auftreten können, werden meist belohnt mit innerem Frieden, lebendiger Energie und Lebensfreude.

Dank

Allen voran möchte ich meinem Mann Johannes danken. Ohne ihn wäre dieses Buch nicht entstanden. Seit über 27 Jahren leiten wir beide zusammen jährlich mehrere Lebensskriptanalyse-Seminare. Wir haben beide miteinander und voneinander im steten Austausch über Lebensgeschichten und daraus folgende Lebensentwürfe viel gelernt. Johannes hat unermüdlich die »Wünsche der Kinder an ihre Eltern« gesammelt – ein wahres Kaleidoskop von kindlichen Bedürfnissen und Sehnsüchten.

Danken möchte ich all den Frauen und Männern, die sich uns zur Lebensskriptanalyse anvertraut haben, mit uns auf die Suche ihrer Skriptentstehung gegangen sind und im Erzählen ihrer Lebensgeschichten sich selbst auf die Spur gekommen sind und sich und ihren wahren Kern wiedergefunden haben. Ohne sie alle hätten wir nicht ein so tiefes Verständnis vom Konzept des Lebensskripts, dessen Entstehung, Wirkung und Veränderungsmöglichkeiten erwerben können. Jede Lebensgeschichte, die wir gehört haben, ist einzigartig. Und wir lernen immer noch weiter, wie Menschen ihren kreativen Entwicklungsprozess aus Freud und Leid heraus gestalten, um die zu werden und zu sein, die sie ihrem ureigensten Wesen nach wirklich sind.

Auch meinen beiden Kindern danke ich, denn durch sie durfte ich unmittelbar daran teilhaben, wie Kinder sich durch alle Phasen hindurch entwickeln und ihren Weg gehen. Welche Freude ist es für Eltern – und für mich –, den Kindern die Welt zu zeigen und sie in ihrem Aufwachsen zu unterstützen und zu begleiten und auch von ihnen zu lernen.

Mein Dank gilt auch meiner ersten Therapeutin und Ausbilderin in Gestalttherapie und Themenzentrierter Interaktion, Elisabeth von Godin. Bei ihr konnte ich – parallel zu meinem Studium an der LMU-München – meine eigene Lebensgeschichte begreifen und auf meine vielen Fragen und Unsicherheiten Antworten finden. Sie war für mich ein gutes Modell von lebendiger Authentizität, warmherzig und fördernd. Ihre Art integrativer Arbeit zeigte sich auch daran, dass sie nicht nur selbst mit verschiedenen Methoden arbeitete, sondern auch immer wieder namhafte internationale Kollegen aus der Humanistischen Psychologie in ihr Seminarzentrum einlud und dadurch ein großes Spektrum an therapeutischer Arbeit erlebbar machte. So durfte ich noch Laura Perls im Training kennenlernen, Claudio Naranjo, Vin Rosenthal und viele andere. Dieser Lernprozess setzte sich fort während meiner langjährigen Ausbildung als Transaktionsanalytikerin und Lehrtherapeutin bei Charlotte Christoph-Lemke in München. Auch sie pflegte Kontakte zu internationalen TA-Kollegen und lud sie nach München ein. Hier konnte ich lernen von Richard Erskine, Marilyn Zalcman, George Kohlrieser, George Thomson und anderen. Durch die Vielfalt von Therapeuten-Modellen war ich reich beschenkt. Gleichzeitig war ich auch herausgefordert, meinen eigenen Weg und Stil als integrative Transaktionsanalytikerin zu vertiefen. Bei der Begleitung dieses Prozesses war Charlotte Christoph-Lemke für mich stets eine liebevolle Ermutigung mit ihrer einfühlsamen und zugleich zupackenden und tief gehenden Art.

Mit vielen Kollegen und Kolleginnen aus meinem TA-Netzwerk habe ich immer eine wertschätzende Haltung erlebt, die über alle Theorie hinaus das wirklich Entwicklungsfördernde und Heilsame war und ist. Gerne danke ich auch meiner TA-Kollegin Gabriele Frohme für ihre wertvollen Anregungen und unseren kreativen Gedankenaustausch.

Nicht zuletzt gilt mein Dank auch meinen beiden Lektorinnen Usha Swamy und Sibylle Meyer, die neben einer wunderbaren und liebevollen Betreuung meines Schreibens auch eine Begeisterung mit mir teilen: die Transaktionsanalyse in ihrer täglichen Anwendung. Judith Mark danke ich für die sorgfältige Durchsicht meines Manuskripts.

Ich bin dankbar für mein Leben und alle Chancen, die ich bekommen habe und immer wieder bekomme, und ich gebe gerne von diesem Geschenk weiter.

Literaturverzeichnis

Barnes, G. et al.: *Transaktionsanalyse seit Eric Berne*, Bd. 2, Berlin: Institut für Kommunikationstherapie, Berlin 1980

Bauer, J.: *Prinzip Menschlichkeit. Warum wir von Natur aus kooperieren*, Hamburg 2006

Baer, J.: *Selbststeuerung. Die Wiederentdeckung des freien Willens*, München 2015

Becker, A.: »Die sehnliche Suche nach Vorbildern im Dienste der Physis«, in: *Zeitschrift für Transaktionsanalyse*, Heft 2/2011, Paderborn 2011

Berne, E.: *Sprechstunden für die Seele*, Reinbek bei Hamburg 1970

Berne, E.: *Spiele der Erwachsenen. Psychologie der menschlichen Beziehungen*, Reinbek bei Hamburg 1975 (1975 a)

Berne, E.: *Was sagen Sie, nachdem Sie guten Tag gesagt haben*, München 1975 (1975 b)

Berne, E.: *Die Transaktionsanalyse in der Psychotherapie*, Paderborn 2001

Berne, E.: *Grundlagen der Gruppenbehandlung*, Paderborn 2005

Bradshaw, J.: *Das Kind in uns. Wie finde ich zu mir selbst*, München 2000

Bode, S.: *Kriegsenkel. Die Erben der vergessenen Generation*, Stuttgart 2009

Choprich, E. / Paul, M.: *Aussöhnung mit dem inneren Kind*, Berlin 2005

Clarkson, P., *Transaktionsanalytische Psychotherapie*, Freiburg 1996

Cohn, R.: *Von der Psychoanalyse zur themenzentrierten Interaktion*, 14. Aufl., Stuttgart 2000

English, F.: *»Was werde ich morgen tun? Eine neue Begriffsbestimmung in der Transaktionsanalyse«*, in: Barnes, G. et al.: Transaktionsanalyse seit Eric Berne, Bd. 2, Institut für Kommunikationstherapie, Berlin 1980

English, F.: *Transaktionsanalyse. Gefühle und Ersatzgefühle in Beziehungen*, Salzhausen 1998

English, F.: *Es ging doch gut, was ging denn schief? Beziehungen in Partnerschaft, Familie und Beruf*, Gütersloh 2000

English, F. / Karnath, J.: *Lebenscoaching*, Salzhausen 2009

Erikson, E.: *Identität und Lebenszyklus*, Frankfurt/M. 1970

Erskine, R. / Moursund, J.: *Kontakt, Ich-Zustände, Lebensplan. Integrative Psychotherapie in Action*, Paderborn 1991

Erskine, R. / Zalcman, M.: »Das Maschensystem«, in: *Neues aus der Transaktionsanalyse*, Jg. 3, S. 152–161, Paderborn 1997

Erskine, R. (Hrsg.): *Theories and Methods of an Integrative Transactional Analysis*, Oakland, USA 1997

Erskine, R.: »Beziehungsbedürfnisse«, Zeitschrift für Transaktionsanalyse, Heft 4/2008, Paderborn 2008

Fischer, T.: *Wu wei. Die Lebenskunst des Tao*, Reinbek bei Hamburg 1992

Fonagy, P., Gergeley, G., Jurist, E., Target, M.: *Affektregulierung, Mentalisierung und die Entwicklung des Selbst*, Stuttgart 2002

Glöckner, A.: *Lieber Vater, liebe Mutter … Sich von den Schatten der Kindheit befreien*, Freiburg 1999

Glöckner, A.: *Frei von falschen Schuldgefühlen. Fehler erkennen – Selbstzweifel loslassen*, Freiburg 2003

Goulding, M. / Goulding, R.: *Neuentscheidung. Ein Modell der Psychotherapie*, Stuttgart 1986

Goulding, M.: *Kopfbewohner. Oder: Wer bestimmt dein Denken?*, Paderborn 1986

Goulding, M. / Goulding, R.: *Not to Worry. How to Free Yourself from Unnecessary Anxiety and Channel your Worries into Positive Action*, New York: Silver Arrow Books

Grossmann, K. (Hrsg.): *Bindung und menschliche Entwicklung*. John Bowlby, Mary Ainsworth und dic Grundlagen der Bindungstheorie, Stuttgart 2011

Hagehülsmann, H. (Hrsg.): *Beratung zu professionellem Wachstum. Die Kunst transaktionsanalytischer Beratung*, Bd. 1., Paderborn 2007

Hagehülsmann, H. (Hrsg.): *Beratung zur Lebensbewältigung. Die Kunst transaktionsanalytischer Beratung*, Bd. 2, Paderborn 2011

Hennig, G. / Pelz, G.: *Transaktionsanalyse. Lehrbuch für Therapie und Beratung*, Freiburg 1997

Hennig, G.: *Kindern Geborgenheit geben. Was Eltern tun können*, Freiburg 2001

Huber, M.: *Transgenerationale Traumatisierung*, Paderborn 2012

Huber, M.: *Trauma und Traumabehandlung. 2. Wege der Traumabehandlung*, Paderborn 2003

Jecht, G. / Kauka, E. (Hrsg.): *Spielerisch arbeiten mit Kindern. Transaktionsanalytische Therapie mit Kindern und Jugendlichen*, Paderborn 2017

Kabat-Zinn, J.: *Gesund durch Meditation. Das vollständige Grundlagenwerk zu MBSR*, München 2001

Kahler, T. / Capers, H.: *The Miniscript.* Transactional Analysis Journal, Nr. 4, S. 26–42, 1974

Köster, R.: Von Antreiberdynamiken zur Erfüllung grundlegender Bedürfnisse, in: *Zeitschrift für Transaktionsanalyse*, Heft 4/1999, Paderborn 1999

Kouwenhouven, M. / Kiltz, R. / Elbing, U.: *Schwere Persönlichkeitsstörungen. Transaktionsanalytische Behandlung nach dem Cathexis-Ansatz*, Wien 2002

Levine, P.: *Sprache ohne Worte. Wie unser Körper Trauma verarbeitet und uns in die innere Balance zurückführt*, München 2011

Miller, A.: *Das Drama des begabten Kindes*, Frankfurt/M. 1979

Miller, A.: *Du sollst nicht merken.* Frankfurt/M. 1981

Moser, T.: *Dämonische Figuren. Die Wiederkehr des Dritten Reiches in der Psychotherapie*, Frankfurt/M. 2001

Müller, U.: »Das Menschenbild Eric Bernes«, in: *Zeitschrift für Transaktionsanalyse*, Heft 2/2011, Paderborn 2011

Perls, F.: *Gestalt-Therapie in Aktion*, Stuttgart 1974

Perls, F.: *Grundlagen der Gestalttherapie*, München 1999

Petzold, H. (Hrsg.): *Die Rolle der Therapeuten und die therapeutische Beziehung*, Paderborn 1996

Petzold, T. D.: *Praxisbuch Salutogenese. Warum Gesundheit ansteckend ist*, München 2010

Preukschat, O.: »Warum gerade fünf?«, in: *Zeitschrift für Transaktionsanalyse*, Heft 1/2003, Paderborn 2003

Puccini, G.: *Turandot.* Textbuch, Ditzingen 2006

Reeg-Herget, P.: *Was die Kinderseele stark macht*, Ludwigshafen 2008

Reddemann, L.: *Psychodynamisch-Imaginative Traumatherapie. PITT – Das Manual*, Stuttgart 2014

Richter, L.: *Grimms Märchen.* Gesamtausgabe, Bayreuth 1980

Schmale-Riedel, A.: »TA und gestalttherapeutische Körperarbeit«, *Zeitschrift für Transaktionsanalyse*, Heft 1/2005, Paderborn 2005

Schmale-Riedel, A. / Frohme, G.: »Psychodynamik von Antreibern. Ein Baustein transaktionsanalytischer Diagnostik und Therapie«, in: *Zeitschrift Freie Psychotherapie*, Heft 4/2009, Hannover 2009

Schmale-Riedel, A.: »TA und Salutogenese – don't worry, be happy?«, in: Raeck, H. (Hrsg.): *Menschenbilder. Das Fremde und das Vertraute*, Lengerich 2013

Schmale-Riedel, A.: »Vertrauen, Bindung und Autonomie – Sehnsucht und Herausforderung«, in: Schulz-Wallenwein, U. (Hrsg.): *Geschich-*

te und Geschichten – Einflüsse auf Leben und Gesellschaft, Lengerich 2014

Schmale-Riedel, A.: »Kein Raum für Lebensfreude? Vom Freudlosskript zu einer erfüllenden und glücksfähigen Zukunft«, in: Riess-Beger, D. (Hrsg.): *Zukunft denken – Wandel gestalten. Perspektiven zu persönlicher Entwicklung, gesellschaftlicher Veränderung und ökonomischem Erfolg*, Lengerich 2015

Schlegel, J.: *Handwörterbuch der Transaktionsanalyse*, Freiburg 1993

Schlegel, L.: *Die Transaktionale Analyse*, Tübingen 1995

Schulz von Thun, F.: *Miteinander reden*, B. 3, Reinbek bei Hamburg 1998

Seifert, A.: *Jetzt pack ich's an!*, Stuttgart 1999

Steiner, C.: *Wie man Lebenspläne verändert. Die Arbeit mit Skripts in der Transaktionsanalyse*, Paderborn 1991

Steiner, C.: *Emotionale Kompetenz*, München 1997

Stewart, J. / Joines, V.: *Die Transaktionsanalyse*, Freiburg 1990

Stewart, J.: *Transaktionsanalyse in der Beratung*, Paderborn 1991

Stierlin, H.: *Delegation und Familie. Beiträge zum Heidelberger familiendynamischen Konzept*, Frankfurt/M. 1982

Stone, H.: *Embracing Ourselves: The Voice Dialogue Manual*, Novato 1998

Ustorf, A.: *Wir Kinder der Kriegskinder. Die Generation im Schatten des Zweiten Weltkriegs*, Freiburg 2009

van Kampenhout, D.: *Die Tränen der Ahnen. Opfer und Täter in der kollektiven Seele*, Heidelberg 2008

Watkins, J. / Watkins, H.: *Ego-States. Theorie und Therapie. Ein Handbuch*, Heidelberg 2003

Weber, G. (Hrsg.): *Praxis des Familienstellens*, Heidelberg 2000

Winnicott, D.: *Reifungsprozesse und fördernde Umwelt*, Gießen 2006

Anmerkungen

1 Perls, 1974, S. 12 f.
2 Leonhard Schlegel, 1930–2014, schrieb ein grundlegendes Lehrbuch sowie ein Wörterbuch über Transaktionsanalyse. Er hat damit sein umfangreiches Quellenstudium der TA einer breiten Leserschaft zugänglich gemacht und für den deutschsprachigen Raum Pionierarbeit geleistet. Darüber hinaus war er sehr bemüht, die Transaktionsanalyse auch in Verbindung mit den klassischen Therapieschulen zu bringen.
3 Schlegel, 1993, S. 211
4 Fischer, 1992, S. 11 f.
5 s. Schmale-Riedel, 2013, S. 227
6 Petzold, 2010
7 Steiner, 1991
8 English, 1980, 1998
9 Goulding, 1986
10 zum Beispiel Stewart/Joines, 1990, L. Schlegel, 1995, Hennig/Pelz, 1997, Berne, 1972, sowie die Literaturliste der DGTA e. V. (www.DGTA.de)
11 Steiner, 1991, S. 31
12 Berne, 1975b, S. 168
13 Berne, 1975b, S. 24
14 Schulz von Thun, 1998
15 Watkins, 2003
16 Stone, 1998
17 Bauer, 2015, S. 15
18 Berne, 2001, S. 188 f.
19 Berne, 1975b, S. 24 f.
20 Choprich/Paul, 2005
21 English, 1980, S. 191
22 Berne, 1970, S. 86
23 Müller, 2011
24 Clarkson, 1996, S. 27
25 Clarkson 1996, S. 29
26 Clarkson, 1996, S. 294
27 Berne, 1975b, S. 42
28 Steiner, 1980
29 Schmale-Riedel, 2014
30 English, 1980, S. 172
31 Erskine/Moursund, 1991
32 Goulding, 1986, S. 58 ff.
33 Steiner, 1991, S. 98 ff.
34 Jecht/Kauka, 2017, S. 60 f.
35 English, 1980, 1998
36 English, 1980, S. 176

37 In der Sprache der TA beziehen sich *bedingte Strokes* auf das, was man tut, und *unbedingte Strokes* auf das, was man ist.
38 Kahler/Capers, 1974. Kahler erweiterte sein Konzept der Antreiber zum Modell des Miniskripts.
39 Schmale-Riedel/Frohme, 2009, S. 36
40 Goulding, 1986, S. 56
41 Preukschat, 2003
42 Moser, 2001
43 Schlegel, 1995, S. 230
44 Fonagy et al., 2004
45 Fonagy et al., 2004
46 Erikson, 1970
47 Bauer, 2006, S. 66
48 ausführlich dargestellt in Grossmann, 2011
49 English, 1998
50 English, 1980, S. 216
51 Berne, 2001, S. 115
52 Erskine, 1997
53 Berne, 1975a
54 Berne, 1975b
55 English, 1980, S. 251
56 Goulding/Goulding, 1986
57 Winnicott, 2006
58 s. Becker, 2011
59 English, 1998
60 Reddemann, 2014; Levine, 2011; Huber, 2003, u. a.
61 English 1981, S. 169 ff.
62 Stierlin, 1982
63 Schneider, 2005/Weber, 2000
64 Moser, 2001/van Kampenhout, 2008/Ustorf, 2009/ Bode, 2009 u. v. m.
65 Erskine, 1991, S. 37

Register